Knaur

Prof. Dr. med. Marion Kiechle
Dr. med. Vanadin Seifert-Klauss
Bernd Neumann

Wechseljahre als Chance

Knaur

Prof. Dr. med. Marion Kiechle
Dr. med. Vanadin Seifert-Klauss
Bernd Neumann

Wechseljahre als Chance

- Beschwerden lindern
- Neue Vitalität gewinnen
- Schön und sinnlich bleiben

www.knaur.de

Impressum

Wichtiger Hinweis

Die im Buch veröffentlichten Ratschläge wurden mit größter Sorgfalt von den Verfassern und vom Verlag erarbeitet und geprüft. Eine Garantie kann jedoch nicht übernommen werden. Ebenso ist eine Haftung der Verfasser bzw. des Verlages und seiner Beauftragten für Personen-, Sach- oder Vermögensschäden ausgeschlossen.

Bildnachweis
Umschlagfoto: Picture Press / W. Bokelberg
Grafiken: Klaus Dursch, Fürth

Bibliografische Information Der Deutschen Bibliothek
Die Deutsche Bibliothek verzeichnet diese Publikation in der Deutschen Nationalbibliografie; detaillierte bibliografische Daten sind im Internet über http://dnb.ddb.de abrufbar.

Projektleitung: Franz Leipold
Redaktion: Dr. Marion Ónodi, Planegg
Herstellung: Jörg Alt
Bildredaktion: Sylvie Busche (Ltg.)
Umschlagkonzeption: Zero Werbeagentur, München
Satz: Quark XPress im Verlag
Druck und Bindung: Ebner & Spiegel, Ulm

Printed in Germany

ISBN 3-426-66819-X

Inhalt

Vorwort

Das 20. Jahrhundert hat mehrere revolutionäre Neuerungen für Frauen mit sich gebracht: Biochemische Erkenntnisse und technologische Neuerungen ermöglichten in den 1960er Jahren die medikamentöse Empfängnisverhütung, in den 1980er Jahren die künstliche Befruchtung und in den 1990er Jahren die Präimplantationsdiagnostik. Zugleich kam es zu enormen gesellschaftlichen Veränderungen.

In Deutschland folgten diese Entwicklungen zeitlich den Nachkriegsjahren, in denen viele Frauen, zum Teil ganz allein (Witwen, Frauen von Kriegsgeschädigten) unglaublich viel leisten mussten.

Die Frauen der nachfolgenden Generationen sind in zunehmendem Maße berufstätig, mit oder ohne Familie – sogar Mütter mit drei oder mehr minderjährigen Kindern sind inzwischen zu über 50 Prozent berufstätig. Zum Teil durch die längere Berufsausbildung und stärkere Berufstätigkeit haben Frauen heutzutage später Kinder als früher. Frauen, deren Kinder mitten in der Pubertät sind (oder noch jünger), wenn die Wechseljahre beginnen, sind häufiger. Zugleich werden berufstätige Frauen in diesem Alter einerseits aufgrund ihrer Erfahrung sehr gebraucht, zum anderen aber gerade deswegen extrem gefordert.

Die Belastungen summieren sich

Sind die Wechseljahre heute stressiger als früher? Eine Frage, zu der es bisher wenig gesicherte wissenschaftliche Erkenntnisse gibt. Die Begleitumstände jedoch haben sich deutlich verschärft: Häufig Doppelbelastung durch Familie und Beruf, die zunehmende Notwendigkeit der Berufstätigkeit, nicht nur bei alleinerziehenden Müttern. Hinzu kommt möglicherweise eine zunehmende Hilfsbedürftigkeit der Eltern oder Schwiegereltern, die meist die 70 schon deutlich überschritten haben. Heute steuern die geburtenstarken Jahrgänge der frühen 60er Jahre des vergangenen Jahrhunderts auf die Wechseljahre zu. Diese Frauen

sind nicht so still und duldsam wie die Generationen davor. Sie möchten Antworten auf ihre Fragen, detaillierte Informationen über Gesundheitsrisiken und wirksame Hilfe gegen Beschwerden. In den USA und Australien entstanden in den letzten Jahren zunehmend Menopause-Kliniken, Zentren für Zyklusunregelmäßigkeiten etc. Neue Organisationsformen für den Umgang mit Gesundheit und Krankheit, Fürsorge, Behandlung und Wissensvermittlung sind im Entstehen – besonders für Frauen.
Die großen Studien zur Frauengesundheit in den USA untersuchen zurzeit erstmals sehr große Zahlen von Frauen. Nach dem spektakulären Abbruch des Studienzweiges zur Kombinations-Hormonersatztherapie der Women's Health Initiative Study im Juli 2002 laufen – weitgehend unbeachtet von der deutschen Öffentlichkeit – die weitaus größeren Studienanteile der Women's Health Initiative weiter: Die Ernährungs-Interventions-Studie mit 48 836 Teilnehmerinnen und die reine Beobachtungsstudie mit 93 676 Teilnehmerinnen. Die amerikanischen Ergebnisse lassen sich nur bedingt auf deutsche Frauen übertragen, aber wir können dennoch aus ihnen lernen. Leider gibt es in unserem Land bisher keine vergleichbaren Studien.

Hoffnungen, die an diese und andere, immer umfangreicher werdende Studien geknüpft sind, sind unter anderem, dass Frauen mehr über ihre Gesundheit lernen – auch über die Auswirkungen der Hormon(ersatz)therapie. Ebenso undifferenziert wie zunächst jahrelang eine allgemeine Anwendung empfohlen wurde, wird vor dieser nun gewarnt. Beides ist übertrieben, wie wir zeigen wollen.
Das vorliegende Buch behandelt die aktuellen Erkenntnisse zu den Wechseljahren sowie der Zeit danach, Therapieoptionen für Beschwerden und die vielfältigen Möglichkeiten, mit »dem Wechsel« gut zurecht zu kommen: Damit die Wechseljahre tatsächlich eine Chance werden!

Prof. Dr. Marion Kiechle
Dr. Vanadin Seifert-Klauss Im Sommer 2003

... und noch ein Vorwort

Vielleicht werden Sie sich fragen, weshalb sich auch ein Mann des Themas Wechseljahre annimmt. Nun, ich bin seit langen Jahren Medizinjournalist und lese als solcher natürlich rein beruflich die medizinische Fachpresse (bzw. einen Teil – alles kann kein Mensch lesen). Das war Punkt eins. Punkt zwei: Ich habe eine Mutter, eine Frau und mehrere Töchter (20, 18, 3). Meine Mutter hat ihre Wechseljahre vor langem durchlebt, ich war damals etwas über 20 und selbst gerade zum ersten Mal Vater geworden. Meiner Frau steht diese Zeit der Wandlung noch bevor, erst recht natürlich meinen Töchtern.

Neue Unsicherheiten über die Hormonersatztherapie

Die Veröffentlichungen über den Abbruch einer großen Studie (WHI-Studie), die im Grunde den überwältigen Nutzen der Hormonersatztherapie während und nach den Wechseljahren erstmals zweifelsfrei beweisen sollte und die dann abgebrochen wurde, weil die Risiken angeblich den Nutzen überwiegen, ließen mich aufhorchen. Ich fragte mich, wie es wohl jenen Frauen gehen mochte, die jahrelang ihrem Gynäkologen/ihrer Gynäkologin vertraut, Hormone geschluckt hatten und nun von der Presse gesagt bekamen, dass sie damit ihr Risiko für diverse Erkrankungen drastisch erhöht hätten. Mit Sicherheit ein ziemlich mieses Gefühl. Würde ich wollen, dass meiner Frau, meinen Töchtern so etwas geschieht? Natürlich nicht.
Ich machte mich also auf zu erforschen, ob es überhaupt gerechtfertigt war, hierzulande eine solche Panik zu verbreiten. Mein Fazit: Es war nicht gerechtfertigt. Ich beschloss, ein Buch über das Thema zu schreiben, bot ein Exposé an, das unter der Auflage angenommen wurde, dass ich als Nichtmediziner fachliche Unterstützung fände.
Ich fand sie, in Person von Frau Prof. Dr. Marion Kiechle, der Direktorin der Frauenklinik und Poliklinik der TU München (Klinikum rechts

der Isar) sowie der Oberärztin dieser Klinik Frau Dr. Vanadin Seifert-Klauss.
Alles was Sie in diesem Buch lesen, ist also nicht nur dem Hirn eines männlichen Medizinjournalisten entsprungen, sondern von fachkompetenter (weiblicher) Seite auf Herz und Nieren geprüft bzw. korrigiert worden.

Positive Impulse für einen neuen Lebensabschnitt

Ich erhoffe mir von diesem Buch – nicht nur aus Eigennutz –, dass es möglichst weite Verbreitung finden möge. Vor allem wünsche ich mir, dass Frauen die Unsicherheit und Angst vor den Wechseljahren genommen werde. Dass möglichst viele Frauen erkennen, wie sie diese sehr individuelle Zeit der Wandlung mit einem guten Gefühl und positiven Zukunftshoffungen durchschreiten können. So, wie ich es mir auch für meine Frau und meine Töchter in der Zunkunft erhoffe.
Was ich mir noch wünsche ist, dass auch möglichst viele Männer dieses Buch lesen. Denn ich bin der festen Überzeugung, dass Männer so viel wie möglich über dieses Thema wissen müssen, damit sie nicht plötzlich »wie der Ochs vor'm Berge« stehen.
Ich bedanke mich herzlich für die fachlichen Korrekturen meiner Mitautorinnen und die insgesamt hervorragende Zusammenarbeit.

Bernd Neumann Im Sommer 2003

Das Leben der Frau

Eine Prise Evolutionsbiologie

Aus rein evolutionsbiologischer Sicht betrachtet ist der Mensch – wie jedes andere Säugetier – dafür geschaffen, eine möglichst große Anzahl von Nachkommen in die Welt zu setzen und so das Fortbestehen der Art zu sichern. Der Frau steht dafür eine begrenzte Zeitspanne zur Verfügung, die zwischen dem Auftreten der ersten Regelblutung (Menarche) von durchschnittlich dem 12. und 15. Lebensjahr bis zum Ausbleiben des menstruellen Zyklus im Rahmen der Wechseljahre zwischen dem 45. und 50. Lebensjahr liegt. Rechnet man diese Zeitspanne auf monatliche Zyklen von je 28 Tagen um, so ergeben sich etwa 450 Möglichkeiten im Leben der Frau, zum Zeitpunkt des jeweiligen Eisprungs schwanger zu werden.

Die Wechseljahre wurden nur selten erlebt

Vor etwa 3000 Jahren lag die mittlere Lebenserwartung der Frau bei 22 Jahren. Umgerechnet wären das nur etwa 90 Gelegenheiten, Nachwuchs zu zeugen – ein Fünftel der heute möglichen Zeitspanne. Dass die Frauen während dieser arg begrenzten Zeit damals oft sechs und mehr Kinder zur Welt brachten, ist allgemein bekannt. Auch die Strapazen und Leiden, die daraus erwuchsen. Die Wechseljahre und damit eine von »Fortpflanzungszwängen« befreite Zeit erlebten damals wenige Frauen. Und selbst vor 100 Jahren kam nur knapp jede dritte Frau in die Wechseljahre, da Wochenbettfieber und Infektionskrankheiten schon viele junge Menschen bedrohten. Heute sieht die Situation vollkommen anders aus: Die mittlere Lebenserwartung von Frauen in den westlichen Industrienationen liegt über 80 Jahren. Wir können deshalb davon ausgehen, dass mehr als 90 Prozent aller hier geborenen Frauen an die 30 Jahre ihres Lebens ohne Menstruationszyklus verbringen. In einem Zustand also, in dem eigene weitere Nachkommen nicht zu erwarten sind (sieht man einmal von den älteren Nutzerinnen künstlicher Befruchtung in anderen Ländern ab).

Die große Sinnkrise muss nicht sein

Dieser Zustand erfordert eine Neubesinnung und Umorientierung. Ist er aber vielleicht das Ende der Weiblichkeit und der Lebensfreude? Sind nun alle wirklich wichtigen Sachen erledigt? Ist es Zeit, abzutreten und Jüngeren die Bahn frei zu machen?

Nein, nein und nochmals nein. Neben den existenziellen Funktionen von Frauen für die Gesellschaft (nämlich den Bevölkerungsbestand zu sichern und durch eigenes Einkommen oder durch »Auskommen mit weniger« die Lebensgrundlage mit zu erwirtschaften) sind weitere Funktionen extrem wichtig, für die traditionell Frauen mehr verantwortlich waren. Da ist zum einen das »Hegen und Pflegen« von Kindern und Alten, des Heims und der Kontakte. Und zum anderen sind Frauen traditionell die Basis-Kulturträger unserer Gesellschaft: durch die Weitergabe von Umgangsformen und Bewertungen an die nächste Generation, durch ihre Erziehungsarbeit, die vom Vorlesen von Märchen bis zur Rolle als aktives Vorbild beispielsweise im Umgang mit älteren Menschen reicht, sind sie ein Fundament des gesellschaftlichen Zusammenhalts.

Noch nie vorher waren Frauen in den Wechseljahren in so vielen verschiedenen Lebenssituationen: Während auf manche Frauen in diesem Alter bereits Enkelkinder warten, sind andere durch spätere Geburten voll durch die Pubertät ihrer Kinder gefordert. Inzwischen sind Frauen in zunehmendem Maße berufstätig, mit oder ohne Familie:

- Mütter mit einem Kind zu immerhin 73 Prozent,
- Mütter mit drei oder mehr minderjährigen Kindern inzwischen zu über 50 Prozent.

Die berufliche Verantwortung steigt noch

Apropos Beruf: Dies sind mit die schwersten Berufsjahre, in denen Frauen vielfach die verantwortungsvollsten Tätigkeiten ihrer beruflichen Laufbahn ausüben unter – wie überall – zunehmendem Zeit- und Leistungsdruck, oft mit ganz neuen Anforderungen wie etwa Umstellungen auf Computer usw. Zugleich wächst, besonders in führenden Positionen, der Konkurrenzdruck durch Jüngere. Oft werden in dieser Zeit auch noch die eigenen Eltern – immerhin meist über 70 Jahre alt – oder andere Verwandte zunehmend hilfsbedürftig. Und nun die Wechseljahre. Auch ohne Beschwerden in dieser Zeit wird vielen Frauen klar: Man muss – aber auch: man darf – manche Dinge neu definieren. Man beginnt einen neuen Lebensabschnitt. Das versteht die Umgebung manchmal nicht. Vielleicht der Partner nicht, die Kinder, oder die Kollegen. In diesem Sinne ist das Buch auch der Versuch, Verständnis zu vermitteln.

Der hormonelle Zyklus

Um es einmal auf einen griffigen Nenner zu bringen: Das Leben der Frau ist komplizierter als das des Mannes. Gemeint ist das sehr differenzierte und zeitgesteuerte Hormongefüge der Frau. Das wichtigste Sexualhormon des Mannes – das Testosteron – wird über eine einfache so genannte negative Rückkopplung weitgehend konstant gehalten: Ist ausreichend Testosteron im Blut, um die typisch männlichen Attribute wie Bartwuchs und Spermienproduktion zu gewährleisten, wird die oberste Hormondrüse im Gehirn (Hypothalamus) angewiesen, keine weiteren Hormone auszuschütten, die zur Bildung von Testosteron führen. Sinkt der Testosteronspiegel, so kurbelt der Hypothalamus die Testosteronproduktion an.

Bei der Frau hingegen müssen die verschiedenen Geschlechtshormone nach der Pubertät in einem fein abgestimmten Rhythmus ausgeschüttet werden, um letztendlich die Möglichkeit der Empfängnis sicherzustellen. Um genau diese hormonellen Zusammenhänge im Zyklus und die Veränderungen am Anfang (Pubertät) und am Ende dieser Rhythmen in den Wechseljahren, soll es in diesem Kapitel gehen.

Pubertät und erste Regel

Im Alter von acht bis zehn Jahren setzt bei Mädchen die Pubertät ein. Was genau den Startschuss für diese wichtige Zeit der hormonellen Umwälzungen gibt, ist bislang unklar. Sicher ist jedoch, dass mit dem Beginn der Pubertät in einem Teil des Zwischenhirns – dem so genannten Hypothalamus – bestimmte Nervenzellen anfangen zu feuern. Durch diese elektrische Aktivität schüttet der Hypothalamus ein Hormon aus (Gonadotropin-Releasing-Hormon; GnRH), das über ein spezielles Gefäßsystem zum vorderen Teil der Hirnanhangdrüse gelangt und dort zur Ausschüttung des Follikel-stimulierenden Hormons (FSH) und des Luteinisierenden Hormons (LH) führt. Der dadurch erhöhte FSH-Spiegel im Blut bewirkt in den Eierstöcken die Reifung mehrerer Follikel, die nunmehr beginnen, das weibliche Geschlechtshormon Östradiol zu produzieren.

Die weiblichen Formen entwickeln sich

Dieses Hormon ist es, das im Körper des Mädchens für allerlei Aufregung sorgt: Die Knochen wachsen in die Länge, die Gebärmutter, Brüste sowie die Scham- und Achselbehaarung entwickeln sich, die weiblichen Körperrundungen bilden sich aus, und häufig kommt es durch die Hormonumstellung zu Akne.

Noch aber erreichen die Östradiolspiegel nicht jene Werte, die für erwachsene Frauen normal sind. Der Grund: Die durch FSH zur Reifung angeregten Follikel reifen nicht vollständig, sondern werden vor der kompletten Ausreifung wieder abgebaut.

Der Eisprung setzt ein

Das ändert sich gegen Ende der Pubertät, wenn der Hypothalamus das Gonadotropin-Releasing-Hormon nicht mehr nur nachts, sondern auch tagsüber ausschüttet: Die Werte von FSH und LH steigen in der Zyklusmitte deutlich an, einer der Follikel reift vollständig aus, es kommt 1,5 Tage später zum Eisprung (Ovulation). Dies ist der Zeitpunkt, an dem aus dem Follikel ein befruchtungsfähiges Ei in den Eileiter gespült wird. Aufgrund der zunehmenden Freisetzung von Östradiol aus dem Follikel hat sich die Gebärmutterschleimhaut bis jetzt bereits stark verdickt, um nach einer möglichen Befruchtung der Eizelle die Einnistung zu ermöglichen.

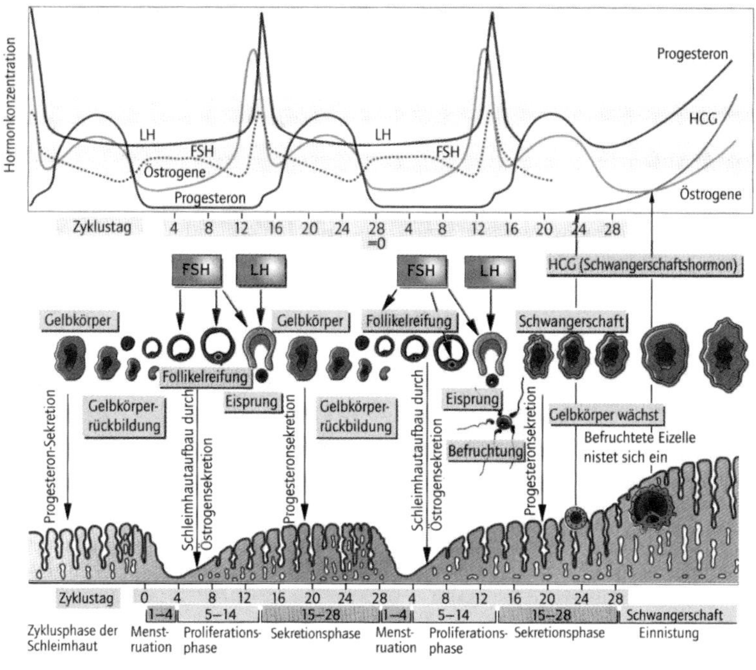

Menstruationszyklus

Sofort nach dem Eisprung wird der Follikel selbst unter dem Einfluss von LH zum so genannten Gelbkörper (Corpus Luteum), der jetzt nicht mehr nur Östradiol, sondern auch das Hormon Progesteron produziert. Dieses bewirkt, dass in die Gebärmutterschleimhaut Wasser und Nährstoffe eingelagert werden und sie damit tatsächlich bereit ist für die Aufnahme einer befruchteten Eizelle. Mediziner sagen, die Gebärmutterschleimhaut (Endometrium) geht von der proliferativen in die sekretorische Phase über. Das Progesteron bewirkt aber in Hypothalamus und Hypophyse auch, dass die Produktion des Hormons LH heruntergefahren wird und dass die Körpertemperatur um etwa 0,5 Grad Celsius ansteigt.

Follikel – besser zu viel als zu wenig

Bei der Geburt besitzt ein Mädchen in seinen Eierstöcken etwa eine Million so genannter Follikel. Das sind Zellhaufen (die zu Eibläschen werden können), die sowohl unreife Eizellen enthalten (die unter dem Einfluss von Hormonen zu befruchtungsfähigen Eizellen heranreifen können) aber auch Ernährungszellen, die diese Eizellen umgeben und ihrerseits Hormone herstellen.

Während der Kindheit bis zur ersten Regelblutung geht etwas mehr als die Hälfte davon zugrunde. Etwa 400 000 bleiben übrig.

In jedem Zyklus starten ca. 20 dieser kleinsten Follikel einen Wettlauf, den meistens ein einziges Eibläschen gewinnt – es wird etwa zwei Zentimeter groß, und in seiner Flüssigkeit reift eine befruchtungsfähige Eizelle. Falls es zwei Follikel schaffen, so weit zu kommen, kann das zu zweieiigen Zwillingen führen.

Doch auch wenn mit jedem Eisprung nur ein oder maximal zwei von entsprechend herangereiften 200 bis 400 Follikeln zum Eisprung kommen, ist dies natürlich eine Menge, die locker ausreicht, sämtliche möglichen Geburten in einem Frauenleben zu gewährleisten.

Bis zum Alter von 37 Jahren sinkt die Zahl der Rest-Follikel in den Eierstöcken auf ca. 25 000 ab und beträgt zum Zeitpunkt der Menopause nur noch um die 1000. Dabei scheint – wie bei einer Sanduhr – diese letzte Phase des Wenigerwerdens beschleunigt abzulaufen.

Kommt es nicht zur Einnistung einer befruchteten Eizelle in der Gebärmutter, so sinkt die Progesteronproduktion des Gelbkörpers nach 12 bis 14 Tagen automatisch rapide ab. Folge: Die hoch aufgebaute Gebärmutterschleimhaut wird abgestoßen und mit der Monatsblutung ausgeschieden.

Am Anfang meist noch unregelmäßig

Im ersten Jahr nach der ersten Regelblutung ist der Zyklus bei neun von zehn Mädchen noch sehr unregelmäßig. Der Grund dafür: Das komplizierte Zusammenspiel zwischen Hypothalamus, Hypophyse und den Eierstöcken ist noch nicht »eingespielt«, sodass meist noch kein Eisprung stattfindet. Dadurch aber kommt es nicht zur Bildung des oben erwähnten Gelbkörpers und mithin zu keiner Produktion von Progesteron. Diese Unregelmäßigkeiten im Zyklus können durchaus zwei oder auch drei Jahre lang anhalten. Doch selbst wenn die Regel ein paar Monate lang nicht stattgefunden hat – es also zu keinem Eisprung gekommen ist –, heißt das noch lange nicht, dass im nächsten Monat auch kein Eisprung stattfindet. Mit anderen Worten: Sicheren Schutz vor Schwangerschaft bietet diese Zeit nicht.

Weitere mögliche Folgen des noch nicht eingespielten Gleichgewichts der Hormone können sein:

- Bildung von Zysten
- Mittelschmerz (Schmerz etwa in der Mitte des Zyklus)
- Prämenstruelles Syndrom (psychische und körperliche Symptome sowie Verhaltensänderungen, die wenige Tage vor der Regelblutung beginnen)
- Schmerzhafte Regelblutung (Dysmenorrhoe)

Einige dieser Symptome werden Ihnen im Verlauf des Buches wieder unterkommen. Dann allerdings stehen stehen sie nicht im Zusammenhang mit der Pubertät, sondern mit den Wechseljahren.

Keine Angst vor Schwangerschaft: Verhütung

Bei Frauen der Jahrgänge 1945 bis 1949 waren noch 14 Prozent vor dem 20. Lebensjahr bereits Mutter. Bei den Jahrgängen 1970 bis 1974 betrug der Anteil nur noch 3 Prozent. Grund dafür ist ein deutlich gestiegener Anteil von Frauen, die von Anfang an eine Methode zur Empfängnisverhütung benutzten – von 47 Prozent der Jahrgänge 1945 bis 1949 auf 85,5 Prozent der Jahrgänge 1970 bis 1974. Es gibt zahlreiche Gründe, warum Frauen nicht jeden der theoretisch möglichen 450 Zyklen nutzen wollen, um ein Kind zu zeugen, nicht nur das jugendliche Alter. Und es gibt eine Vielzahl von Möglichkeiten, eine Schwangerschaft zu verhindern.

Mit Abstand voraus – die Pille

Spitzenreiter unter den Verhütungsmitteln ist laut Mikrozensus Familie in der Altersgruppe 20 bis 49 mit knapp 40 Prozent die Pille. Etwas mehr als 20 Prozent setzen auf Kondome, 6 Prozent auf die Spirale, 1,3 Prozent auf Methoden wie Diaphragma oder Gele und etwas über 4 Prozent auf »natürliche« Methoden wie Temperaturmessung und ähnliches. Betrachtet man nur die Altersgruppe der 20- bis 29-Jährigen, so verlassen sich sogar knapp 54 Prozent der Frauen auf die Pille.

Wie misst man Sicherheit?

Die Sicherheit einer Verhütungsmethode wird durch den so genannten Pearl-Index angegeben. Der Pearl-Index beziffert die Anzahl von 100 Frauen, die in einem Jahr mit der jeweiligen Methode schwanger werden. Am Beispiel der Pille – sie hat den Pearl-Index 0,2 bis 0,5 – bedeutet das: Von 1000 Frauen, die mit der Pille ein Jahr lang verhüten, werden unter idealen Bedingungen zwei bis fünf Frauen schwanger.
Bei so genannter »typischer Anwendung« – was vergessene Pillen (es

kommt eben vor) einschließt – liegt der Pearl-Index etwas höher. Wie Sie der Tabelle entnehmen können, zählt die Pille zu den sichersten Verhütungsmethoden. Aus diesem Grunde und weil sie die am häufigsten benutzte Methode ist, wollen wir im folgenden Abschnitt kurz auf ihre Wirkungsweise eingehen.

Verhütungssicherheit nach dem Pearl-Index

Verhütungsmethode	Pearl-Index
Sterilisation des Mannes	0,1
Hormonspirale	0,2
Sterilisation der Frau	0,2–0,3
Anti-Baby-Pille	0,2–0,5
Dreimonatsspritze	0,2–0,5
Minipille	0,5–4
Mikrocomputer (Temperaturmessung)	0,6–3,5
Spirale	0,5–1
Temperaturmethode (je nach Verhalten in den fruchtbaren Tagen)	3–8
Pessar	2–4
Kondom	3–4
Mikrocomputer (mit Hormonmessung)	6
Chemische Mittel (z.B. Gel, Schaum)	8–36
Coitus Interruptus	10–20
Kalendermethode	15–35
Ohne Verhütung	85

Was die Pille im Körper macht

Die meisten der heute erhältlichen Pillen (orale Kontrazeptiva) enthalten die (synthetischen) Hormone Ethinylestradiol oder Mestranol sowie verschiedene Gestagene – eine Ausnahme ist die Minipille, die nur Gestagen enthält. Es handelt sich zum größten Teil um so genannte

Mikropillen. Sie tragen diesen Namen, weil sie im Gegensatz zu den früher verwendeten Präparaten nur sehr geringe Mengen Östrogen enthalten, nämlich zwischen 20 und 40 Mikrogramm.
Die synthetischen Gestagene der Pille täuschen der Hirnanhangdrüse (Hypophyse) eine Schwangerschaft vor. Sie schüttet deshalb nur sehr geringe Mengen an LH aus, was den LH-Gipfel kurz vor Zyklusmitte ausfallen lässt und mithin den Eisprung verhindert (siehe Seite 17).

Gestagene schützen doppelt

Doch gelegentlich kommt es trotz Pille zu einem Eisprung. Dass eine Schwangerschaft dennoch verhütet wird, liegt an zwei Wirkungen der Gestagene:

- Zum einen machen sie den Schleim des Gebärmutterhalses (Zervix) so dickflüssig, dass Spermien diesen nicht durchdringen können.
- Zum anderen verändern sie die Gebärmutterschleimhaut so, dass ein befruchtetes Ei sich nicht einnisten könnte.

Die Mikropille wirkt also durch drei Barrieren:

1. Der Eisprung wird verhindert.
2. Zugleich verhindert der verdickte Zervix-Schleim das Eindringen von Spermien in die Gebärmutter.
3. Eileiter-Beweglichkeit und Gebärmutterschleimhaut werden so verändert, dass eine – im unwahrscheinlichen Falle – doch befruchtete Eizelle kein Zuhause fände.

Die Minipille bietet ihren Schutz nur durch Punkt 2 und 3 – also die Verdickung des Zervixschleims und die Veränderung der Gebärmutterschleimhaut. Den Eisprung verhindert sie nicht. Weil hier eine der wesentlichen Barrieren fehlt, muss die Minipille ganz besonders regelmäßig – auf die Stunde genau – eingenommen werden. Eine Abweichung von wenigen Stunden kann bereits zu einer Schwangerschaft führen.
Wie wichtig bleibt Verhütung in den Wechseljahren? Ab wann muß man nicht mehr verhüten? Welche Verhütungsmittel sind für Frauen über 40 am besten geeignet? Was gibt es dabei zu beachten?

Verhütung in den Wechseljahren

Fast jede Frau kennt Berichte von 46-jährigen, ja sogar älteren Frauen, die in diesem Alter noch ein Kind geboren haben oder zumindest schwanger wurden. Tatsächlich wird die Schwangerschaftsaussicht nach dem 42. bis 45. Lebensjahr zunehmend geringer, aber nicht so gering, dass eine Frau sich darauf verlassen könnte. In Mitteleuropa liegt das Durchschnittsalter für die letzte Blutung, die Menopause, bei 52 Jahren. In den sieben Jahren davor sinkt die Rate von Zyklen mit einem Eisprung von 60 auf 5 Prozent ab. Das heißt, Frauen um die 50 haben nun statistisch gesehen nur noch 1- bis 2-mal im Jahr das Risiko, schwanger zu werden. Viele Frauen wünschen sich daher eine körperlich möglichst wenig belastende Verhütungsmethode, an die sie nicht mehr täglich denken müssen.

Alternativen zur Pille

Östrogenhaltige Pillenpräparate verdoppeln das Risiko für Thrombosen. Dieses ist bei jungen Frauen extrem niedrig, etwa 0,03 Prozent, also drei Zehntausendstel pro Jahr. Verglichen mit einer Schwangerschaft, die das Thromboserisiko mehr als fünffach erhöht, ist die Pille für die allermeisten Frauen aus medizinischer Sicht eindeutig »schonender«. In der Kombination mit Rauchen allerdings erhöht sich das Thromboserisiko auf das Sechsfache. Da mit zunehmendem Alter und Gewicht besonders bei Raucherinnen das Risiko für Thrombosen steigt, ist für einige Frauen über 40 eine Methode zur Verhütung vorzuziehen, die den Körper mit möglichst wenig oder keinen Östrogenspiegeln belastet. In letzter Zeit stellen hierfür neben der »Spirale« (dem Intrauterinpessar) auch Gestagenimplantate zur Langzeitkontrazeption eine Alternative dar, nach der Sie Ihre Frauenärztin bzw. Ihren Frauenarzt fragen können.

Komplikation Myome

Fast die Hälfte aller Frauen über 40 hat Myome (gutartige Muskelknollen) in der Gebärmutterwand, die Beschwerden verursachen oder aber auch ein unproblematischer Zufallsbefund sein können. Myome können, je nach ihrer Lage, ein Hindernis bzw. eine Kontraindikation für die Einlage einer Spirale (Intrauterinpassars) sein. Andererseits kann ein gestagenhaltiges Intrauterinpessar der Bildung von Myomen auch entgegenwirken, da Myome östrogenabhängig wachsen und Gestagene diese Wirkung hemmen.

Langzeitwirkung durch Depot-Implantate

Neuere Methoden sind gestagenhaltige Depots (Kapseln oder Stäbchen), die unter die Haut des Oberarms eingeführt werden und bis zu fünf Jahre Langzeit-Verhütung ermöglichen, sowie der in diesem Jahr eingeführte Vaginalring, der monatlich gewechselt wird. In Zukunft wird es möglicherweise auch ein Verhütungspflaster geben. Ausführliche Informationen hierzu erhalten Sie bei Ihrem Gynäkologen.

Was passiert in den Wechseljahren?

Viele Namen für eine Lebensphase

Wechseljahre? Klimakterium? Menopause? Was meinen diese unterschiedlichen Begriffe eigentlich? Unter den Begriffen »Wechseljahre« oder auch wissenschaftlicher »Klimakterium« verstehen wir den Zeitraum, in dem der Körper der Frau tief greifende hormonelle Veränderungen durchmacht, die von typischen Begleitumständen wie z. B. Unregelmäßigkeiten der Menstruation oder Hitzewallungen geprägt sind. Genauer und für unsere Zwecke besser geeignet ist der Begriff »Menopause«. Menopause meint laut Definition der Weltgesundheitsorganisation (WHO) eigentlich nur jenen Zeitpunkt, an dem die letzte Regel auftritt. Da das letzte Auftreten allerdings dadurch definiert wird, dass die Regelblutung ein Jahr lang nicht mehr stattgefunden hat, können wir die Menopause erst rückwirkend feststellen. Wir haben also ein Definitionsproblem.

Eine Begriffsklärung tut not

Lassen Sie uns deshalb in diesem Buch so verfahren wie die kanadische Hormonexpertin (Endokrinologin) Prof. Jerilynn C. Prior: Nennen wir fortan die Zeitspanne, in der sich die hormonellen Umstellungen – und ihre Begleitumstände – abspielen, sowie das komplette Jahr nach der letzten Regel von nun an Perimenopause (die Vorsilbe »peri« bedeutet »um etwas herum«). Auch wenn wir im Folgenden ab und zu die Begriffe »Wechseljahre« oder »Klimakterium« benutzen, meinen wir damit die eben definierte Perimenopause. Die Menopause bleibt der Zeitpunkt der letzten Regelblutung. Wir verschieben die klassische Definition einfach um ein Jahr nach hinten.
Alles, was zwischen Pubertät und Perimenopause liegt, bezeichnen wir als Prämenopause, die Zeit nach der Menopause als Postmenopause.

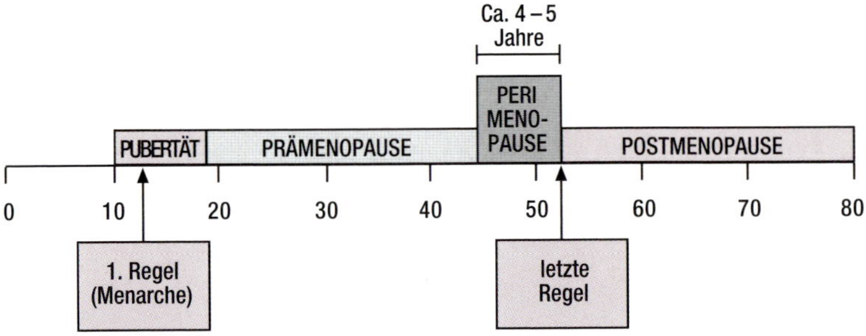

Zeitliche Abfolge der verschiedenen Lebensphasen

Verwirrend? Dann betrachten Sie bitte das obige Schaubild. Wir sollten schließlich alle wissen, worüber wir hier eigentlich reden.

Der Beginn ist unterschiedlich

Etwa jede 100. Frau hat ihre letzte Regel bereits vor dem 40., jede zehnte Frau vor dem 46. Lebensjahr. Im Durchschnitt erleben die meisten Frauen ihre letzte Blutung jedoch zwischen dem 50. und 52. Lebensjahr. Die Frage liegt auf der Hand: Lässt sich der Zeitpunkt der Menopause vorhersagen? Die Antwort ist ein klares »Jein«. Das (N)ein resultiert aus der großen Bandbreite des Auftretens, die durch zahlreiche individuelle Faktoren bestimmt wird. Das J(a) ergibt sich aus statistischen Daten, die entweder ein früheres oder ein späteres Auftreten nahe legen, keinesfalls aber einen genauen Zeitpunkt voraussagen lassen.

Beeeinflussende Faktoren

So hat sich gezeigt, dass einige Faktoren gehäuft zu einem früheren oder späten Eintreten der Menopause führen. Eine um etwa zwei Jahre frühere Menopause tritt danach auf bei:

- Raucherinnen
- Frauen, die kein Kind geboren haben
- sehr schlanken Frauen (wenig Körperfett)
- nach verschiedenen Eingriffen (Entfernung der Eileiter, Entfernung der Gebärmutter, Durchtrennen, Verschweißen oder Unterbinden der Eileiter)
- durch eine Erkrankung an Mumps im Erwachsenenalter (sehr selten)
- bei Autoimmunerkrankungen (Lupus erythematosus; rheumatoider Arthritis)
- bei Typ-I-Diabetikerinnen (erbliche Form der Zuckerkrankheit) sogar bis zu sechs Jahre früher.

Später hingegen kommt es zur Menopause bei:
- Frauen mit Gebärmuttermyomen (gutartigen Geschwulsten der Gebärmutter)
- Diabetes vom Typ II (erworbene Zuckerkrankheit)
- hohem Körperfettanteil (starkem Übergewicht)

Es gibt hier also sehr große individuelle Unterschiede. Doch so viel ist sicher: Bis zum 58. Lebensjahr sind fast alle Frauen damit »durch«. Dennoch können einzelne Frauen auch noch länger Beschwerden wie Hitzewallungen haben, ohne dass eine andere organische Ursache (z.B. eine Funktionsstörung der Schilddrüse) zu finden wäre.

Andere Faktoren – was ist dran?

Was sich übrigens als falsch herausgestellt hat: Dass die Einnahme der Pille (oder anderer hormoneller Verhütungsmittel) den Zeitpunkt der Menopause beeinflusst und dass das Alter der Mutter bei der Geburt des ersten/letzten Kindes in irgendeinem Zusammenhang mit dem Zeitpunkt steht. Wohl aber besteht ein Zusammenhang mit dem Alter, in dem die eigene Mutter ihre Menopause hatte.

Beachten Sie

Der Begriff »Prämenopause« wird manchmal auch anders verwendet, nämlich als jene Zeit vor der Perimenopause, in der sich bereits spürbare Änderungen zeigen. Nach unserer Definition gehört diese Zeit jedoch bereits zur Perimenopause, was aus vielerlei Hinsicht auch Sinn macht. Wichtig beim Gynäkologen: Auch Ärzte benutzen das Wort »Prämenopause« oft anders. Fragen Sie deshalb besser nach, wenn Ihr Gynäkologe davon spricht.

Hormone: Von wegen Östrogenmangel!

Nun wollen wir Ihnen eine kleine Überraschung servieren: Wir werden Ihnen etwas über Hormone erzählen, was vermutlich auch zahlreichen Medizinern neu ist. Wenn Sie bereits etwas über die Perimenopause (Wechseljahre, Klimakterium etc.) gelesen oder gehört haben, so wird vermutlich folgendes darin eine zentrale Rolle gespielt haben: »Die Produktion des weiblichen Geschlechtshormons Östrogen nimmt bei Frauen zwischen etwa dem 40. und 55. Lebensjahr ab, was zu zahlreichen Beschwerden während der so genannten Wechseljahre führen kann.«
Wie die Auswertung einer Vielzahl von Studien durch Prof. Jerilynn C. Prior ergab, ist der Östrogenspiegel bei Frauen während der Perimenopause alles andere als erniedrigt. Er liegt im Gegenteil während der Follikelreifung sogar deutlich höher als bei jungen Frauen. Wie ist dies zu erklären?

Follikel reifen vermehrt heran

Da ist zum einen das Follikel stimulierende Hormon (FSH), das im Zyklus für die Reifung der Follikel zuständig ist. Die Studien haben nämlich gezeigt, dass auch dieses Hormon während der Perimenopause vermehrt ausgeschüttet wird. Das wiederum führt dazu, dass mehr Follikel heranreifen, die in ihren so genannten Granulosazellen dann ja Östro-

gen produzieren. Mehr gereifte Follikel aber bedeutet mehr Östrogene. Gestützt wird dieser Befund unter anderem dadurch, dass ältere Mütter häufiger als jüngere zweieiige Zwillinge (dizygote Zwillinge) zur Welt bringen. In solchen Fällen sind also mindestens zwei Follikel zum Eisprung gekommen, die beide befruchtet wurden und sich in der Gebärmutter eingenistet haben. Doch warum sind die FSH-Spiegel erhöht?
Die Ausschüttung von FSH wird kontrolliert durch so genannte Inhibine. Diese Botenstoffe, die in den Eierstöcken produziert werden, bremsen die FSH-Produktion, wenn die Reifung der Follikel ausreichend weit fortgeschritten ist. Und genau hier scheint es zu haken: Trotz einer hohen Anzahl gereifter Follikel ist die Inhibinausschüttung gering. Folge: Der FSH-Spiegel bleibt erhöht, die Östrogenproduktion ebenfalls. Eine Frage jedoch muss derzeit noch offen bleiben: Was vermindert die Inhibinausschüttungen während der Perimenopause? Bislang haben die Wissenschaftler dafür keine definitive Erklärung gefunden. Es scheint sich jedoch um generelle Alterungsvorgänge der Eierstöcke zu handeln.

Mehr Östrogen, mehr Beschwerden?

Gegenüber der weit verbreiteten Meinung, die perimenopausalen Beschwerden wie Hitzewallungen und Schweißausbrüche seien durch einen Östrogenmangel ausgelöst, mutet es natürlich gewagt an, die Beschwerden auf zu hohe und dann stark fallende Östrogenspiegel zurückzuführen. Auch wenn der Talspiegel bei dieser Berg- und Talfahrt noch deutlich über den Spiegeln liegt, die mit von außen zugeführten Östrogenen erreicht werden.
Dass dies jedoch keineswegs unwahrscheinlich oder gar ausgeschlossen ist, bestätigt sich bei Frauen, die sich einer In-vitro-Fertilisation unterziehen, um sich ihren Kinderwunsch zu erfüllen. Diese Frauen bekommen Medikamente, die die Funktion der Eierstöcke und damit die Östrogenbildung anregen, damit möglichst viele Follikel heranreifen. Kurz vor dem Eisprung werden aus den Follikeln dann die Eizellen

entnommen (abpunktiert), »im Reagenzglas« mit Spermien vereinigt und in die Gebärmutter gebracht. Auch bei diesen Frauen mit enorm hohen Östrogenwerten treten Beschwerden wie Hitzewallungen und Schweißausbrüche auf.
Ein Grund für die herkömmliche reine »Östrogenmangel-Hypothese« als Erklärungsversuch für die Beschwerden könnte sein, dass in wissenschaftlichen Untersuchungen – die ja möglichst unter gleichartigen, standardisierten Bedingungen stattfinden – auf den Zyklus der Frauen bisher wenig Rücksicht genommen wurde und die Werte fast ausschließlich in der ersten Zykluswoche gemessen wurden. In dieser Zeit aber ist der Östrogenspiegel fast immer relativ niedrig, auch bei jungen Frauen.

Die fünf Phasen der Perimenopause

Die Perimenopause verläuft natürlich nicht bei allen Frauen gleich. Dennoch lässt sich ein ähnlicher Verlauf feststellen, der sich in fünf Phasen gliedern lässt. Jede dieser Phasen – benennen wir sie wie Prof. Jerilynn C. Prior als Phase A bis Phase E – lässt sich auf verschiedenen Ebenen beschreiben. Auf der Ebene der:

- Länge des menstruellen Zyklus,
- Veränderungen in Bezug auf die Blutung selbst,
- so genannten vasomotorischen Symptome (Hitzewallungen, Schweißausbrüche),
- weiteren Symptome, die an den Verlauf des Zyklus gekoppelt sind,
- hormonellen Veränderungen.

Phase A der Perimenopause

Während dieser Zeit – sie dauert zwischen zwei Monaten und zwei Jahren – ist der Zyklus zwar noch regelmäßig. Die Zeitspanne zwischen den Blutungen ist jedoch meist etwas verkürzt als Resultat einer ver-

kürzten Follikelphase (Phase, in der der Follikel heranreift). In dieser Zeit findet meist noch ein Eisprung statt. Die Blutungen sind normal oder leicht stärker.
Kurz vor der Menstruationsblutung treten nun häufig Stimmungsschwankungen, Spannungsgefühl in den Brüsten (Mastalgie) und Wassereinlagerungen im Fettgewebe (kurzfristige Gewichtszunahme) auf – Symptome, die man auch als prämenstruelles Syndrom (PMS) bezeichnet. Die Blutung selbst ist häufig schmerzhafter als üblich. Auch Kopfschmerzen und/oder Migräne treten gehäuft während der Tage auf. Es zeigen sich nun erstmals Hitzewallungen und Schweißausbrüche.
Mediziner sprechen in diesem Zusammenhang von so genannten vasomotorischen Symptomen. Diese äußerst unangenehmen Begleiterscheinungen (mehr dazu auf Seite 34) zeigen sich vor und während der Blutung, meist nachts oder in den frühen Morgenstunden, seltener dagegen zu anderen Zeiten des Zyklus oder am Tage.

Phase B der Perimenopause

Auch die Phase B kann zwischen 2 und 24 Monaten dauern. Der Zyklus ist noch regelmäßig, jedoch meist deutlich verkürzt. Es kann bereits zu verschiedenen Störungen kommen, gelegentlich sogar zu Monaten ohne Eisprung. Die Blutung ist nun häufiger verlängert (Menorrhagie) oder bei normaler Länge deutlich stärker (Hypermenorrhoe).
Symptome wie Stimmungsschwankungen, Empfindlichkeit der Brüste und Wassereinlagerungen im Fettgewebe (PMS) nehmen nun vor der Menstruation deutlich zu. Die Schmerzen während der Blutung verstärken sich noch weiter, und ohnehin von Kopfschmerzen und zyklusabhängiger Migräne geplagte Frauen haben nun unter massiven Schmerzen zu leiden.
Hitzewallungen und Schweißausbrüche treten gehäuft nachts oder am frühen Morgen während der gesamten Zeit der Blutung auf. Tagsüber sowie zu anderen Zeiten des Zyklus sind diese Symptome jedoch immer noch äußerst selten.

Phase C der Perimenopause

Diese Phase dauert etwa ein bis zwei Jahre und ist geprägt von unregelmäßigen – verkürzten wie verlängerten – Zyklen. Jetzt kommt es nur noch in weniger als jedem zweiten Zyklus zu einem Eisprung. Die Blutungen wechseln stark. Mal ist die Regelblutung extrem stark, mal kaum vorhanden. Brustempfindlichkeit, Stimmungsschwankungen und Wassereinlagerungen sind jetzt oft geringer, wobei sich die Stärke der Symptome nicht vorhersagen lässt. Unterleibsschmerzen treten jetzt nicht nur während der Regelblutung auf, sondern auch zu anderen Zeiten des Zyklus und/oder über längere Zeiten.
Nächtliches Schwitzen zeigt sich zwar noch gehäuft während bzw. vor oder nach der Regelblutung, jedoch weniger vorhersagbar. Bei manchen Frauen treten Hitzewallungen jetzt deutlich weniger, bei anderen stark vermehrt auf, oft auch tagsüber.

Phase D der Perimenopause

Normale Menstruationszyklen sind jetzt selten. Die Blutung fällt oft ganz aus oder tritt erst deutlich später ein (nach mehr als 36 Tagen) und ist dabei entweder minimal oder extrem stark.
Die Empfindlichkeit der Brust zeigt sich bei manchen Frauen nach wie vor, ist bei anderen hingegen ganz verschwunden. Das gleiche gilt für die Stimmungsschwankungen sowie die Wassereinlagerungen.
Was die Hitzewallungen und Schweißausbrüche angeht, so haben diese sich nun vollkommen vom Menstruationszyklus abgekoppelt und treten sowohl nachts als auch tagsüber auf (nicht bei allen Frauen).

Phase E der Perimenopause

Diese Phase dauert ein Jahr. In diesem Jahr tritt gar keine Menstruationsblutung mehr auf, entsprechend auch keine Verminderung oder Verstärkung derselben. Die Unterleibsschmerzen sind meist verschwunden. Und wenn noch Brustempfindlichkeit, Stimmungsschwankungen und Wassereinlagerung stattfinden, so sind sie meist geringer. Hitzewallungen und Schweißausbrüche können jetzt täglich und dauernd auftreten. Bei manchen Frauen jedoch nehmen sie deutlich ab oder verschwinden ganz.

Beschwerden während der Perimenopause

Abgesehen von extrem starken oder schwachen Blutungen und von besonders auffälligen Schmerzen während der Regelblutung gelten Hitzewallungen und Schweißausbrüche als die typischen Anzeichen der Wechseljahre. Die Schwere der Symptome ist dabei von Frau zu Frau unterschiedlich. Es lässt sich jedoch feststellen, dass Frauen, die schon immer ein paar Tage vor ihrer Regelblutung mit Problemen wie Spannungsgefühl, Schmerzen in den Brüsten, Reizbarkeit und Niedergeschlagenheit – man spricht medizinisch vom prämenstruellen Syndrom (PMS) – zu kämpfen hatten, während der Perimenopause stärker zu leiden haben als Frauen ohne PMS.

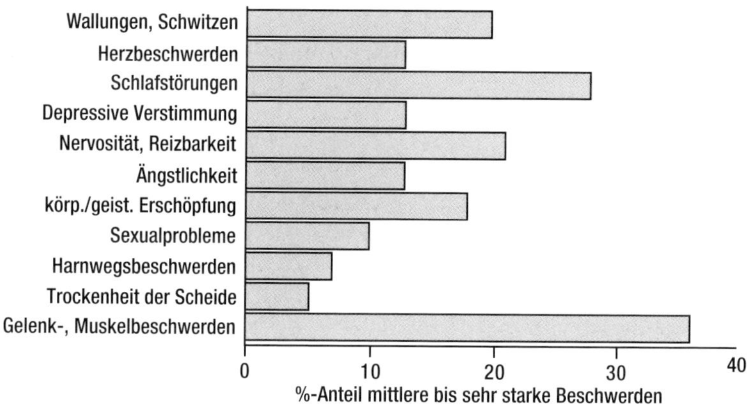

Häufigkeit der Beschwerden bei Frauen im Alter von 45 bis 60 Jahren entsprechend der Menopausebewertungsskala (nach Hauser)

Der schweizer Gynäkologe Prof. André Hauser hat einen Fragebogen entwickelt, anhand dessen Frauen ihre Symptome selbst bewerten können. Sie finden diesen Fragebogen im Anhang auf Seite 132.
In der Tabelle auf Seite 33 finden Sie das Ergebnis einer Befragung anhand dieses Fragebogens von 479 Frauen. Zu bedenken ist hierbei allerdings, dass die letzte Regel bei fast jeder fünften Befragten bereits ein bis drei Jahre zurücklag, bei sechs von zehn Frauen sogar länger als drei Jahre. Größere Untersuchungen zur Perimenopause gibt es leider nicht.

Hitzewallungen und Schweißausbrüche

Hierzulande leiden sechs bis neun von zehn Frauen während der Perimenopause unter Hitzewallungen, etwa drei von zehn so stark, dass sie medikamentöse Abhilfe suchen. Bei Hitzewallungen handelt es sich um eine plötzliche Erwärmung bzw. intensive Erhitzung des Körpers, die im Kopfbereich, am Hals und an den Armen beginnt und häufig zu intensiven Schweißausbrüchen führt. Hitzewallungen sind keineswegs eine rein subjektive oder gar eingebildete Empfindung. Sie lassen sich vielmehr objektiv messen anhand

- eines Anstiegs der Stressbotenstoffe Adrenalin und Noradrenalin im Blut,
- der um bis zu 30 Schläge pro Minute ansteigenden Herzfrequenz
- und einer Zunahme der Hautdurchblutung sowie Hauterwärmung der Stirn und besonders der Fingerspitzen.

Zudem zeigt sich eine Hitzewallung ohnehin oft sehr augenfällig: durch eine intensive Hautrötung.

Besonders unangenehm in der Nacht

Hitzewallungen dauern meist nur wenige Minuten, können jedoch auch bis zu einer Stunde anhalten. Sie gehen oft mit weiteren Beschwerden wie Benommenheit, Übelkeit, Kopfschmerzen und deutlich spürbarem Herzschlag einher. Auch wenn sie zu Beginn der Perimenopause noch relativ schwach ausfallen: Sie werden bei vielen Frauen so stark, dass sie sich nicht ignorieren lassen. Besonders belastend sind die nächtlichen Hitzewallungen, da sie fast immer zum Aufwachen führen oder zumindest die Schlaftiefe negativ beeinflussen. Da die Hitzewallungen oft Schweißausbrüche hervorrufen, ist die Schlafbekleidung oft klatschnass und muss gewechselt werden. Viele Frauen beginnen nach dem Abklingen zu frieren und berichten, dass sie wegen der starken Temperaturwechsel häufiger erkältet sind. Die nächtlichen Störungen führen natürlich dazu, dass die betroffenen Frauen häufig unausgeschlafen und schon deshalb tagsüber oft matt und reizbar sind.

Menstruationsstörungen

Fast jede zweite Frau leidet während der Perimenopause unter Störungen der Regelblutung. Das bedeutet nicht nur, dass der Zyklus je nach Phase der Perimenopause kürzer oder länger sein kann – auch abwechselnd. Es bedeutet auch, dass ernsthafte Beschwerden auftreten, die – auch da Blutungsstörungen Frauen besonders stark beunruhigen – in einem von vier Fällen der Grund für den Besuch beim Gynäkologen sind.

Mögliche Beschwerden

- Dysmenorrhoe: Starke, krampfartige Schmerzen vor und während der Blutung, die mit einem allgemeinen Krankheitsgefühl verbunden sein können. Als Ursachen kommen beispielsweise auch eine Endometriose (siehe Glossar) oder Gebärmutterpolypen in Frage.
- Hypermenorrhoe: Verstärkte Blutung. Während diese sehr häufig hormonell bedingt ist, können weitere mögliche Ursachen z.B. gutartige Gebärmuttergeschwülste (Myome), Polypen oder Entzündungen, seltener Krebsvorstufen oder bösartige Veränderungen des Gebärmutterkörpers (Endometriumkarzinom) sein.

- Menorrhagie: Verlängerte Blutungsdauer. In seltenen Fällen kann die Blutung für mehrere Monate anhalten. Auch die Menorrhagie kann durch andere Ursachen als die hormonellen Veränderungen während der Perimenopause hervorgerufen werden, z.B. Myome (Muskelgeschwülste) oder Polypen.
- Schmierblutungen (Spotting): sehr leichte, kurze Zwischenblutungen, die meist zu bestimmten Zeiten im Zyklus stattfinden. Dauern sie länger, so nennt man sie medizinisch Metrorrhagie.

Schmierblutungen können als Folge des Geschlechtsverkehrs auftreten, können aber auch ernstere Ursachen haben. Insbesondere können Sie ein Frühzeichen eines Gebärmutterhalskrebses sein und sollten daher unbedingt von einem erneuten Krebsvorsorge-Abstrich gefolgt werden, wenn dieser länger als drei Monate zurückliegt (siehe Kasten).

Wichtig

Ein Endometriumkarzinom (Krebs des Gebärmutterkörpers) kann nicht mit der üblichen Krebsvorsorge erfasst werden, da nur die Zellen vom Gebärmutterhals abgestrichen werden. Ultraschall-Untersuchungen können Hinweiszeichen geben, aber gelegentlich muß eine Ausschabung die Zellen aus der Gebärmutter erst einer Untersuchung zugänglich machen.

Blutungsstörungen immer abklären

Alle genannten Formen von Blutungsstörungen sollten Sie unbedingt mit Ihrem Arzt besprechen. Denn wie gesagt: Es können »nur die Hormone« sein; doch es kann sich eben auch eine Erkrankung dahinter verbergen.

Ganz wesentlich ist es, nach den Wechseljahren nicht zu glauben, dass – da die Blutungen weg sind – auch eine Krebsvorsorge keinen Sinn mehr macht. Die Teilnahme an der von den Krankenkassen angebotenen Krebsvorsorge geht im 6. Lebensjahrzehnt erheblich zurück, einem Alter, in dem die Krebserkrankungen beträchtlich zunehmen. Manche Frauen haben dazu die Einstellung »um mich ist es nicht schade und meine Kinder brauchen mich jetzt nicht mehr ...«. Dem wollen wir an dieser Stelle entschieden entgegentreten. Gehen Sie weiterhin einmal jährlich zur Krebsvorsorge – weil Sie es sich wert sind!

Veränderungen an Haut, Haaren und Gelenken

Gegen Ende der Perimenopause, wenn der Eisprung nur noch selten oder gar nicht mehr stattfindet, sinkt der Östrogenspiegel naturgemäß tatsächlich ab. Anders als während der Phasen A bis C, in denen zu manchen Zeiten erhöhte bzw. sehr unregelmäßige Östrogenspiegel auftreten, kommt es nun durch Östrogenmangel zu einigen direkt spürbaren körperlichen Veränderungen. Davon betroffen sind die Haut, die Schleimhäute des Mundes, der Augen und der Vagina sowie die Haare.
Die direkte Ursache dafür ist eine Schwächung des Bindegewebes durch die nachlassende Produktion von elastischen Fasern und Kollagen, aber auch eine geringere Lebensdauer der Hautzellen – beim jungen Menschen leben sie etwa hundert Tage, beim älteren nur noch knapp die Hälfte – bei gleichzeitig vermindertem Neubau von Hautzellen sowie eine geringere Hautdurchblutung spielen eine Rolle.

Die Haut wird dünner und trockener

Diese Faktoren zusammen genommen bewirken, dass die Haut zunehmend dünner wird und damit gegenüber äußeren Einflüssen wie Kälte und Sonneneinstrahlung weniger Schutz bietet. Zudem kann die nachlassende Spannung und Elastizität der Haut zur Bildung von Falten und Runzeln führen.
Obendrein nimmt meist die Aktivität der Talg- und Schweißdrüsen der Haut ab, was zu einer insgesamt trockeneren Haut führt. In manchen Fällen produzieren die Talgdrüsen hingegen auch zu viel Fett, was letztlich in fettiger Haut und eventuellen Entzündungen der Talgdrüsen (Akne) münden kann.

Empfindliche Schleimhäute

Besonders unangenehm können sich die Hautveränderungen an den Schleimhäuten bemerkbar machen. So klagen manche Frauen über Mundtrockenheit oder trockene Augen, also ein Nachlassen der Tränenflüssigkeit, was besonders beim Tragen von Kontaktlinsen Probleme machen kann. Auch die Schleimhaut der Vagina wird trockener und dünner, was zu Schmerzen beim Sex, Verletzungen und Blutungen führen kann, sodass die Lust auf Sex nachlässt. Zudem verschiebt sich der pH-Wert in der Scheide vom sauren in den basischen Bereich. Folge: Die Abwehr gegenüber krankhaften Keimen nimmt ab.

Auswirkungen auf Haare, Muskeln und Gelenke

Der Östrogenmangel bewirkt jedoch auch ein relatives Überhandnehmen des »männlichen« Sexualhormons Testosteron. Eine mögliche Folge ist die bereits erwähnte Überproduktion von Fett in den Talgdrüsen. Eine weitere die Zunahme der Behaarung an für Frauen untypischen Stellen (»Damenbart«), aber auch eine nachlassende Produktion der Kopfbehaarung – sprich lichtere Haare. Die Schwächung des Bindegewebes wirkt sich oft auch auf die Gelenke und Muskeln aus, da Knorpel und Sehnen ebenfalls zum Bindegewebe zählen und die Muskeln von stützendem Bindegewebe durchzogen sind. Dies kann zu Schmerzen und Steifigkeit in den Gliedern führen. Von solchen Muskel- und Gelenkproblemen ist etwa jede dritte Frau zwischen 45 und 60 betroffen.

Psychische Befindlichkeit

Ob wir gut drauf oder unzufrieden, niedergeschlagen, reizbar etc. sind, wird von vielen Faktoren bestimmt: unserer Erziehung und wie wir gelernt haben, mit Stress und Frustrationen umzugehen, von unserem Gesundheitszustand, hormonellen Gegebenheiten sowie natürlich unserer aktuellen Situation.

Viele Frauen klagen während der Perimenopause über Angstgefühle, Niedergeschlagenheit, Unruhe und Reizbarkeit sowie starke Stimmungsschwankungen. Die Beschwerden sind recht ähnlich denen, die viele Teenager während der Pubertät durchmachen. Sie sind auch ähnlich jenen Symptomen, die manche Frauen an den Tagen vor den Tagen durchmachen – dem prämenstruellen Syndrom (PMS). Sie haben also offensichtlich auch etwas mit unseren Hormonen zu tun. Und tatsächlich haben Untersuchungen gezeigt, dass die psychischen Beschwerden während der Perimenopause besonders ausgeprägt sind bei Frauen mit sehr hohem Östrogenspiegel. Eine Untersuchung an jungen Männern (!), die entweder ein Östrogenpflaster oder ein unwirksames Scheinmedikament (Placebo) bekamen, bestätigt dies: Jene Gruppe, die das Östrogenpflaster verabreicht bekam, hatte deutlich höhere Werte

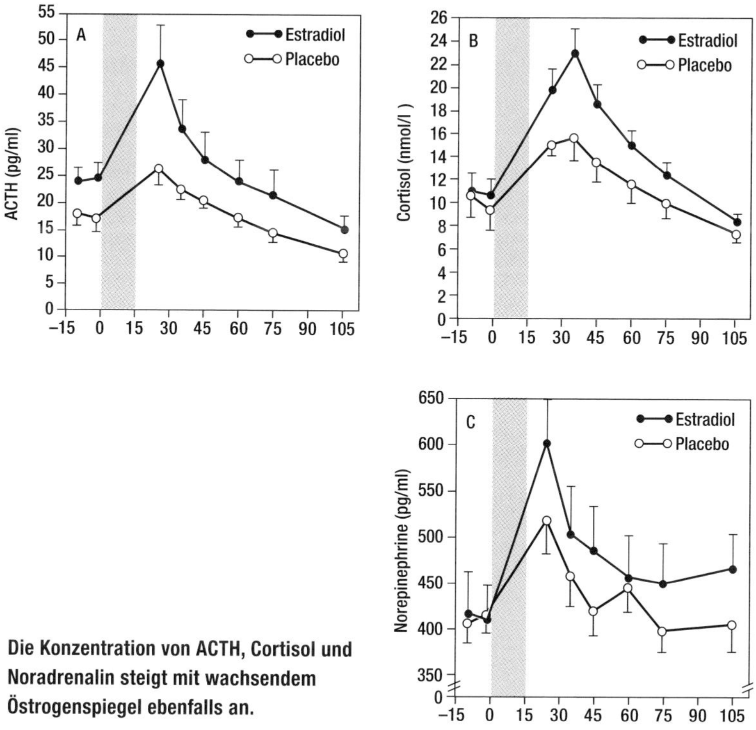

Die Konzentration von ACTH, Cortisol und Noradrenalin steigt mit wachsendem Östrogenspiegel ebenfalls an.

von Stresshormonen im Blut. Gemessen wurden das Steuerhormon ACTH (adrenocorticotropes Hormon), das die Nebennierenrinde zur Ausschüttung von Stresshormonen anregt, sowie die Stresshormone Cortisol und Noradrenalin (siehe Grafik Seite 39). Erhöhte Stresshormonwerte aber können seelische Probleme verstärken.

Negative Einstellung belastet zusätzlich

Doch die hormonelle Seite der Gefühlslage ist nur ein Punkt. Ein anderer ganz wichtiger Punkt ist die prinzipielle Einstellung zu dieser Zeit der grundlegenden Veränderungen. Vielen Frauen erscheint die Zukunft rabenschwarz. Sie befürchten den Verlust ihrer weiblichen Attraktivität, verlieren dadurch sowie allgemein durch die Angst, nicht mehr gebraucht und begehrt zu werden, an Selbstwertgefühl und Selbstvertrauen.
Die Kinder sind aus dem Haus, sodass eine wichtige Aufgabe vieler Frauen wegfällt, und der eventuell erwünschte Wiedereinstieg ins Berufsleben gestaltet sich oft schwieriger als erwartet. Obendrein werden die Frauen gebeutelt von Hitzewallungen und Schlafstörungen. Doch die Zukunft ist alles andere als düster. Und es gibt auch eine ganze Menge, was jede einzelne Frau nicht nur gegen diese Vorurteile und Ängste, sondern auch gegen unerwünschte Veränderungen tun kann.

Ähnliche Symptome – andere Ursache?

Wenn eine Frau zwischen 40 und Ende 50 unter Hitzewallungen, Schweißausbrüchen und Nervosität oder Stimmungsschwankungen leidet, so handelt es sich in vielen Fällen um die bereits erläuterten Symptome des klimakterischen Wechsels. Doch es können auch andere Ursachen oder Krankheiten hinter diesen und anderen Symptomen stecken, die teils harmlos, teils aber auch ernsterer Natur sind. In Zweifelsfällen werden geschulte Ärzte deshalb eine so genannte Differentialdiagnose durchführen, um die tatsächliche Ursache herausfinden und angemessen behandeln zu können.
Genau um diese anderen möglichen Ursachen für die Symptome soll es in diesem Kapitel gehen. Aber wie gesagt: Bei Frauen der besagten Altersgruppe sind die nun folgenden Ursachen deutlich seltener als die mit der Perimenopause verbundenen Symptome.
Zudem ist hier anzumerken, dass wir manche der teils sehr komplexen Zusammenhänge z.B. in Bezug auf die Schilddrüse hier nur anreißen, keinesfalls ausführlich erläutern können. Das gleiche gilt selbstverständlich für die genannten Therapiemaßnahmen, die sich im medizinischen Alltag oft schwieriger gestalten als hier dargestellt.

Plötzlich ist es viel zu heiß …

Viele von uns kennen das, besonders aus der Jugendzeit: Man soll einen Vortrag vor einer Gruppe von Menschen halten oder steht aus einem anderen Grund plötzlich im Mittelpunkt der Aufmerksamkeit anderer.
Schlagartig steigt die Herzfrequenz an, durchflutet eine Hitzewelle Oberkörper und Gesicht – wir laufen rot an, und es bricht uns der

Schweiß aus. Derartige Symptome sind dabei stets an bestimmte Situationen oder Gedanken gekoppelt, sodass sie sich leicht von wechseljahrsbedingten und anderen Hitzewallungen abgrenzen lassen. Für Frauen, die häufiger unter dieser Form von Hitzewallungen leiden, ist dies natürlich psychisch sehr belastend.
Bei ausschließlich situationsabhängigen Beschwerden kann möglicherweise psychotherapeutische oder verhaltenstherapeutische Beratung oder Behandlung helfen.

Scharfe Gewürze, Medikamente und Alkohol

Pepperoni, Chili oder Pefferkörner und andere scharfe Nahrungsmittel bzw. Gewürze enthalten eine Substanz namens Capsaicin. Dieser Stoff ist es, der uns im Restaurant schon mal Hitze und Röte ins Gesicht zaubern und zu heftigsten Schweißausbrüchen führen kann. Capsaicin bewirkt eine deutliche Durchblutungssteigerung der Haut mit den genannten Symptomen und wird wegen dieser Eigenschaft sogar medizinisch verwendet, z.B. gegen Arthritisschmerzen.
Hitzewallungen können auch als Nebenwirkung vieler Medikamente auftreten, z.B. mancher Mittel gegen Bluthochdruck, Depressionen oder Harnwegsinfekte. Und auch Alkohol und Koffein können wegen ihrer den Blutdruck erhöhenden Wirkung Hitzewallungen und Schweißausbrüche auslösen.

Schilddrüsenüberfunktion

In der Schilddrüse, die wie ein Schmetterling geformt in Höhe des Kehlkopfes vor der Luftröhre liegt, werden die beiden Schilddrüsenhormone Trijodthyronin (T3) und Thyroxin (T4) gebildet. T3 und T4 bestehen zu 58 bzw. 65 Prozent aus Jod, das wir regelmäßig über die Nahrung aufnehmen müssen. Dabei besitzt T3 drei Jodatome, T4 hingegen vier davon.

Die Schilddrüse produziert auf Befehl des Hormons Thyreotropin (TSH = Thyroida stimulierendes Hormon) täglich 80 bis 100 Mikrogramm T4, jedoch nur 3 bis 10 Mikrogramm T3. Dafür aber ist T3 hundertfach wirksamer. T4 ist damit eigentlich nur so etwas wie ein T3-Speicher. Denn bevor es zu einer Hormonwirkung kommt, wird T4 unter Abspaltung eines Jodatoms in T3 umgewandelt. T3 ist der »Motor« unseres Stoffwechsels.

Es hat nicht wie andere Hormone einen speziellen Rezeptor, sondern dringt in die Zellen ein und gibt dort direkte Befehle an die Erbsubstanz DNS, bestimmte Aufgaben zu verrichten (siehe Kasten).

»Steuermann« des Stoffwechsels

Das Schilddrüsenhormon Trijodthyronin (T3) gibt das Signal für viele wichtige Stoffwechselfunktionen:

- Erhöhung des Sauerstoffverbrauchs
- Beschleunigung der Aufnahme von Kohlenhydraten
- Aktivierung der Verbrennung von körpereigenen Fettspeichern
- Neubildung und Freisetzung des Brennstoffs Glukose
- Förderung des Eiweißstoffwechsels
- Erhöhung der Wärmeentwicklung
- Beschleunigung des Cholesterinauf- und abbaus
- Steuerung des Wachstums von Skelett und Gehirn
- Regulierung des Wasserhaushalts und des Knochenstoffwechsels

Ein Bluttest kann Klarheit bringen

Bei der Vielzahl von Wirkungen ist es nur logisch, dass sowohl ein Zuviel als auch ein Zuwenig an T3 bzw. T4 zu heftigen Problemen führt. Bei einer Überfunktion der Schilddrüse (Hyperthyreose) sind die Blutwerte von T3 und T4 erhöht, die von TSH dagegen erniedrigt.

Eine Überfunktion der Schilddrüse kann zu verschiedensten Beschwerden führen (siehe Kasten Seite 44). Wie Sie sehen, gehören auch Hitze-

wallungen sowie andere von der Perimenopause bekannte Auffälligkeiten zu den Symptomen, weshalb der Arzt im Zweifelsfall – z.B. bei fehlender Besserung unter Hormontherapie – unter anderem anhand von Bluttests abklären muss, ob die vermeintlichen »Wechseljahresbeschwerden« möglicherweise auf eine Überfunktion der Schilddrüse zurückzuführen sind.
In einem Merkmal unterscheiden sich die perimenopausalen aber fast immer von den durch die Schilddrüse bedingten Hitzewallungen: Während in der Perimenopause Hitzewallungen attackenartig zunächst nachts, später auch tagsüber auftreten, besteht bei einer Schilddrüsenüberfunktion ein permanentes Wärmegefühl, und die Hände fühlen sich stets warm an.

Mögliche Ursachen einer Überfunktion

Da ist zum einen die so genannte Basedow-Krankheit, eine Autoimmunerkrankung, bei der das Immunsystem körpereigene Zellen angreift. Im Falle der Basedow-Krankheit reizen Zellen des Abwehrsys-

Mögliche Symptome einer Überfunktion

- Nervosität, Übererregbarkeit
- Emotionale Unausgeglichenheit
- Hitzewallungen und insgesamt erhöhte Körpertemperatur
- Muskelschwäche
- Herzrhythmusstörungen und erhöhte Herzfrequenz
- Erhöhter Blutdruck
- Haarausfall
- Zittern
- Erhöhte Stuhlfrequenz bis hin zu Durchfällen
- Bei Männern: weniger Lust auf Sex
- Bei Frauen: Menstruationsstörungen
- Gewichtsverlust trotz normaler Nahrungsaufnahme

tems die TSH-Rezeptoren in der Schilddrüse und regen sie damit an, vermehrt die Schilddrüsenhormone T3 und T4 zu bilden, die dann zu den Symptomen der Schilddrüsenüberfunktion führen.
Die Basedow-Krankheit tritt bei Frauen etwa fünfmal so häufig auf wie bei Männern. Ein Drittel aller Fälle zeigt sich nach dem 20. und vor dem 35. Lebensjahr. Die meisten Basedow-Patientinnen aber sind zwischen 40 und 60 Jahren alt, in einem Alter also, in das auch die Perimenopause fällt. Nach dem 60. Lebensjahr geht die Rate rapide zurück.

Autonome Hormon-Überproduktion

Bei einer anderen wichtigen Form der Schilddrüsenüberfunktion, die durch so genanntes autonomes Schilddrüsengewebe hervorgerufen wird, ist die Altersverteilung genau gegenläufig: mit einem relativ geringen Anteil bis zum 60. Lebensjahr und einem rapiden Anstieg jenseits der 60.
Autonom heißt, das Drüsengewebe bildet ohne Auftrag durch das Steuerhormon TSH und ungebremst durch dessen Regulation – also unabhängig vom tatsächlichen Bedarf – die Schilddrüsenhormone T3 und T4. Dies kann sich entweder über die Schilddrüse verteilt (diffuse Schilddrüsenautonomie) oder in eng umschriebenen Bereichen (heiße Schilddrüsenknoten) abspielen. Die Symptome dieser Form der Überproduktion sind im Prinzip identisch mit den eben genannten.
Dennoch besteht ein wichtiger Unterschied, der sich einfach aus der unterschiedlichen Altersverteilung ergibt. Denn eine Überfunktion der Schilddrüse macht sich in höherem Lebensalter oft mit geringer ausgeprägten Symptomen bemerkbar. Die Bildung von autonomem Schilddrüsengewebe hängt oft mit einem lange Jahre bestehenden Jodmangel zusammen: Das Schilddrüsengewebe vermehrt sich, es bildet sich ein Kropf – und bei dann erhöhter Jodzufuhr (z.B. durch jodhaltiges Kontrastmittel bei Röntgenuntersuchungen) kommt es durch das vermehrte Gewebe zu einer überschießenden Produktion von Schilddrüsenhormonen. So liegt es nahe, dass diese Form der Schilddrüsenüberfunktion in ausgeprägten Jodmangelgebieten wie etwa Süddeutschland

häufiger anzutreffen ist als in Gebieten mit besserer Jodversorgung, etwa den norddeutschen Küstengebieten. Ein Kropf ist übrigens je nach Lage nicht immer deutlich sichtbar!

Diagnose

Ganz wichtig für die Diagnostik ist eine gründliche Befragung der Patienten bezüglich ihrer Symptome und Krankheitsgeschichte (Anamnese) sowie die klinische Untersuchung. Mittels einer Bestimmung der TSH-Werte (Steuerhormon) im Blut lässt sich dann abklären, ob eine Fehlfunktion der Schilddrüse vorliegt. Ist das der Fall, bestimmt der Arzt auch die T3- und T4-Spiegel, und ein dafür ausgebildeter Arzt untersucht die Schilddrüse mit Ultraschall (Sonographie). Eine Szintigraphie, bei der radioaktive Jodisotope in der Schilddrüse sichtbar machen, wie stark und wo die Schilddrüse aktiv ist, kann zusätzlich hilfreich sein. Auf diese Weise kann sich der Mediziner ein genaues Bild von der Funktion des Schilddrüsengewebes machen.

Was noch hinter einer Überfunktion stecken kann

- Auch in der Anfangsphase einer Schilddrüsenentzündung (Thyreoiditis) kann es zu einer Überfunktion kommen, die im weiteren Verlauf dann allerdings in eine Unterfunktion übergeht (siehe auch Seite 51).
- In der Behandlung von Schilddrüsenerkrankungen kann auch eine medikamentöse Zufuhr von Schilddrüsenhormonen notwendig sein. Werden diese überdosiert, so kommt es natürlich auch zu den ganz normalen Symptomen einer Überfunktion.

Therapie

Für die Behandlung stehen drei Verfahren zur Verfügung:

- Die so genannte thyreostatische Therapie besteht aus Medikamenten, welche die Hormonbildung bzw. -freisetzung unterdrücken.

- Bei der Radiojodtherapie wird Gewebe der Schilddrüse durch radioaktives Jod zerstört. Die Behandlung gilt als sehr sicheres Verfahren, wird jedoch dadurch eingeschränkt, dass die Zahl der Therapieplätze in Deutschland beschränkt ist.
- Die operative Entfernung von Schilddrüsengewebe liefert einen schnellen Erfolg. Grundsätzlich birgt jedoch jede Operation Risiken. Zudem kann es zu einer Unterfunktion kommen, wenn zu viel Gewebe entfernt wird, bzw. zu einem Rückfall, wenn zu wenig entnommen wird. Auch eine Schädigung der Stimmbänder ist möglich.

Phäochromozytom – ein seltener Tumor

Beim Phäochromozytom handelt es sich um einen seltenen Tumor meist des Nebennierenmarks. Die Statistik sagt, dass jährlich etwa zwei von einer Million Bundesbürgern daran erkranken, wobei die Krankheit vermutlich häufig nicht erkannt wird: Autopsiestudien nämlich haben ein fünfmal so häufiges Auftreten ergeben.
Das Nebennierenmark ist für die Produktion der Stresshormone Adrenalin und Noradrenalin zuständig. Durch den Tumor werden besonders bei körperlicher Anstrengung unnatürlich hohe Mengen der Stresshormone ausgeschüttet. Dies führt bei etwa der Hälfte der Patienten zu extremen Blutdruckanstiegen, bei einem anderen Teil der Patienten hingegen zu einem dauerhaften Blutdruckanstieg. Weitere Symptome der meist fünf bis zehn Minuten dauernden Anfälle: Herzrasen, Schweißausbrüche, Kopfschmerzen, Blässe, kalter Schweiß.

Diagnose

Der Arzt wird im Labor die Werte verschiedener Hormone untersuchen lassen, wobei die Bestimmung der Vanillin-Mandelsäure im über 24 Stunden gesammelten Urin und Blutuntersuchungen zu richtungsweisenden Erkenntnissen führen. Zudem lassen sich Phäochromozytome mit verschiedenen bildgebenden Verfahren darstellen. Im normalen Klinikalltag kommen dafür die Computertomographie (CT) oder die Magnetresonanztomographie (MRT) in Frage. Besonders genau – mit ihr lassen sich 80 bis 90 Prozent aller Phäochromozytome sicher darstellen – ist die so genannte MIBG-Szintigraphie (mit Jod 131-Meta-Jodobenzylguanidin).

Therapie

Was die Behandlung angeht, so ist die operative Entfernung – bis zu einer Größe von sechs bis acht Zentimetern – die Methode der Wahl. Wenn sich der Tumor aufgrund seiner Lage nicht entfernen lässt sowie eventuell zur Vorbereitung der Operation, werden mit so genannten Alpha-Blockern lediglich die Symptome (Blutdruckanstieg) bekämpft. Wie sich für andere Tumoren benutzte Chemotherapeutika auswirken, ist noch unklar.

Karzinoid-Syndrom

Ein Karzinoid ist ein – ebenfalls seltener – Tumor, der von Zellen ausgeht, die Nervenbotenstoffe wie etwa Serotonin produzieren. Die meisten Karzinoide, die in der Regel nur etwa kirschkerngroß sind, sitzen in verschiedenen Abschnitten des Darms – allein 45 Prozent im Blinddarm –, können jedoch auch in der Lunge, im Magen sowie als Metastasen (Tochtergeschwülste) in der Leber auftauchen. Karzinoide kommen laut Statistik bei Frauen wie Männern gleich häufig vor: Etwa 0,3 bis 0,8 je 100 000 Einwohner, wobei auch hier Autopsieserien zu höheren Ergebnissen kamen – 2,1 je 100 000. Die typischen Symptome des Karzinoid-Syndroms sind Hitzewallungen, Durchfall, Atembeschwerden und Herzveränderungen.

Diagnose und Therapie

Eine gründliche Befragung der Patienten sowie die körperliche Untersuchung sind natürlich auch bei der Diagnostik von Karzinoiden unerlässlich. Hinzu kommen Laboruntersuchungen auf verschiedene Nervenbotenstoffe (z.B. Serotonin,), eine Szintigraphie sowie eventuell diverse sehr spezielle Untersuchungen.
Falls möglich sollten Karzinoide operativ entfernt werden. Ist dies ausgeschlossen, so kommen verschiedene Medikamente in Frage, die zur Linderung der Symptome sowie zum Stoppen des Tumorwachsums dienen.

Lust auf gar nichts und immer müde?

Während der Perimenopause kann es auch zu bestimmten Veränderungen kommen, die sich als Niedergeschlagenheit, Antriebsschwäche und schnelle Ermüdbarkeit äußern. Sind sie immer Folge der Perimenopause? Die Antwort ist: Auch hier können mehrere andere Ursachen in Frage kommen.

Schlafstörungen

Wer nachts schlecht schläft, ist tagsüber weniger aktiv und schneller ermüdbar. Das ist eine Binsenweisheit. Doch Schlafstörungen können sehr viele verschiedene Ursachen haben.
Zwei davon haben wir bereits angesprochen: das nächtliche Aufwachen durch Hitzewallungen und Schweißausbrüche sowie die psychische Belastung durch die Umbruchsituation während der Perimenopause. Allein angesichts der statistischen Zahlen – ein Drittel der Erwachsenen leidet unter Schlafstörungen, von diesen wiederum 15 Prozent so sehr, dass sie einer ärztlichen Betreuung bedürfen – wird aber deutlich, dass nicht nur die Wechseljahre als Ursache in Frage kommen. In manchen Fällen muss deshalb sehr genau abgeklärt werden, ob es sich »nur« um

menopausale Störungen handelt oder ob vielleicht andere Gründe vorliegen.

Die Liste der für Schlafstörungen verantwortlichen Krankheiten liest sich wie die Grobgliederung eines medizinischen Wörterbuches (siehe Kasten Seite 52). Wir können hier natürlich nicht auf all diese Ursachen eingehen. Im Folgenden finden Sie jedoch einige Erkrankungen, die sich nicht nur in Form von Schlafstörungen äußern, sondern die auch Antriebsschwäche und leichte Ermüdbarkeit als Hauptsymptome haben.

Blutarmut (Anämie)

Die roten Blutkörperchen (Erythrozyten) stellen 99 Prozent aller Blutkörperchen in unseren Adern. Kein Wunder, sind sie es doch, die den lebensnotwendigen Sauerstoff aus der Lunge zu jeder einzelnen Körperzelle bringen sowie das Abfallgas Kohlendioxid wieder zur Entsorgung in die Lunge schaffen.

Befinden sich zu wenige rote Blutkörperchen in unserem Blut oder haben die Blutkörperchen zu wenig roten Blutfarbstoff (Hämoglobin) – in diesem Falle spricht der Mediziner von einer Anämie bzw. Blutarmut –, so werden die Zellen nicht ausreichend mit Sauerstoff versorgt. Logische Folge: Wir fühlen uns schlapp und müde.

Die Liste der möglichen Ursachen einer solchen Anämie ist lang. So lang, dass wir Sie Ihnen hier vorenthalten müssen. Doch es gibt grundsätzlich zwei Möglichkeiten, wie es zu einer Anämie kommen kann: durch Blutverlust oder durch eine Störung der Blutbildung.

Ursache Blutverlust

Blutverlust kann natürlich viele verschiedene Ursachen haben, unter anderem chronische Blutungen z.B. im Darm oder auch akute Blutverluste durch Verletzung oder Operation.

Frauenspezifisch dagegen ist der monatliche Blutverlust durch die Regelblutung. Und ist schon vor den Wechseljahren die Regelblutung manchmal ein Grund für eine Anämie, um wie viel größer ist die Gefahr dann während der Phasen B und C der Perimenopause (siehe auch Seite 31 und 32), einer Zeit, in der extrem lange, starke oder häufige Blutungen auftreten können?

Ursache gestörte Blutbildung

Zur Blutbildung zwingend notwendig sind vor allem Eiweiß – an dem bei ausgewogener Ernährung normalerweise kein Mangel besteht – sowie Eisen und die Vitamine B_6, B_{12} und Folsäure. Laut Ernährungsbericht der Deutschen Gesellschaft für Ernährung des Jahres 2000 liegt gerade die Versorgung mit Eisen sowie Folsäure bei Frauen deutlich unter den Empfehlungen.
Mit anderen Worten: Bei Müdigkeit und Antriebsschwäche während der Perimenopause muss man stets auch an eine mögliche Blutarmut denken. Dies lässt sich glücklicherweise anhand einfacher Labortests leicht herausfinden. Die Suche nach den Ursachen gestaltet sich dann möglicherweise schwieriger. Doch in sehr vielen Fällen erledigt sich das Problem meist von selbst, wenn man entsprechend Eisen- bzw. Vitamintabletten einnimmt.

Hashimoto-Schilddrüsenentzündung

Es gibt eine ganze Reihe verschiedener Formen von Schilddrüsenentzündungen. Eine davon, die in der für uns wesentlichen Altersgruppe zu Antriebsschwäche und Müdigkeit führen kann, ist die so genannte Hashimoto-Thyreoiditis (Hashimoto-Schilddrüsenentzündung). Die Bezeichnung »Hashimoto« weist übrigens auf den Namen des japanischen Pathologen hin, der die Erkrankung vor etwa 100 Jahren erstmals beschrieben hat.

Diese Krankheiten gehen mit Schlafstörungen einher

- Angsterkrankungen
- Chronische Infektionen
- Chronische Nierenleiden
- Chronische Schmerzen (z.B. Rheuma)
- Demenzen (z.B. Alzheimersche Erkrankung)
- Depressionen
- Epilepsie
- Herzerkrankungen (Angina pectoris; Herzrhythmusstörungen; Herzinsuffizienz)
- Hormonstörungen
- Kopfschmerzen
- Krebserkrankungen
- Kyphoskoliose (gleichzeitig bestehende seitliche und Vorn-hinten-Verkrümmung der Wirbelsäule)
- Lungenkrankheiten (Asthma bronchiale; chronische obstruktive Bronchitis; Lungenfibrose)
- Magen-Darm-Krankheiten (z.B. Geschwüre)
- Nervenstörungen in den Extremitäten (Polyneuropathie)
- Restless-legs-Syndrom (quälende Missempfindungen in den Beinen, die in Ruhe auftreten)
- Schizophrenie
- Suchtkrankheiten

Das Immunsystem greift die Schilddrüse an

Wie die Erkrankung genau entsteht, ist noch nicht geklärt. Sicher ist jedoch, dass auch hier das körpereigene Immunsystem das Gewebe der Schilddrüse angreift. Allerdings führt diese Form des Angriffs nicht wie bei der Basedow-Krankheit zu erhöhten Werten der Schilddrüsenhormone, sondern zu einer Verringerung (Hypothyreose). Erniedrigte Werte der Schilddrüsenhormone sind unter anderem verantwortlich für – Sie haben es sicher bereits erraten – Antriebsschwäche und Müdigkeit. Der Stoffwechsel-Motor läuft eben nur auf »Sparflamme«.

In der Altersgruppe über 60 Jahren (Männer und Frauen) ist die Hashimoto-Thyreoiditis mit Symptomen der Schilddrüsenunterfunktion bei einer Verbreitung von 1,5 bis 2 Prozent so selten nicht. Zudem sind Frauen etwa fünfmal so oft betroffen wie Männer.

Diagnose und Therapie

Die Diagnose dieser Erkrankung erfolgt über die Bestimmung der Schilddrüsenhormone, den Nachweis verschiedener Antikörper des Immunsystems, Ultraschall, Szintigraphie sowie unter Umständen Gewebsuntersuchungen. Die Therapie besteht meist in der Gabe von Schilddrüsenhormonen sowie – bei Druckbeschwerden im Bereich der Schilddrüse – von entzündungshemmenden Medikamenten.

Relative Schilddrüsenunterfunktion

Es gibt einen Sonderfall des Mangels an Schilddrüsenhormonen, der in direktem Zusammenhang mit hohen Östrogenspiegeln steht – wie sie ja auch während der Perimenopause zeitweise bestehen. Denn es gibt einen Eiweißstoff namens Thyroxinbindendes Globulin (TBG), der die Schilddrüsenhormone an sich bindet. Doch nur freie – also nicht an TBG gebundene Schildrüsenhormone – sind biologisch aktiv, kurbeln also den Stoffwechsel an. Hohe Östrogenspiegel nun können den TBG-Spiegel erhöhen. Folge: Es gibt zu wenig freie Schilddrüsenhormone im Blut, obwohl die Schilddrüse diese in eigentlich ausreichender Menge zur Verfügung stellt. Aus diesem Grunde spricht man in solchen Fällen von einer relativen Schilddrüsenunterfunktion (Hypothyreose). Die Auswirkungen entsprechen natürlich denen einer »ganz normalen« Unterfunktion (Müdigkeit etc.), sind jedoch naturgemäß zeitlich begrenzt, da die Östrogenspiegel ja nach der Menopause dauerhaft erniedrigt sind.

Depressionen

Depression, das bedeutet Niedergeschlagenheit, Hilflosigkeit, Antriebsschwäche, Entscheidungsschwäche, Isolation, oft Verzweiflung bis hin zu Selbstmordgedanken. »Echte« Depressionen sind damit etwas qualitativ anderes als einfach nur das Stimmungstief, das wir alle mehr oder weniger ausgeprägt kennen. Diesen qualitativen Unterschied zeigt die Statistik auf bedrückende Weise: In Deutschland sterben knapp 9000 Menschen jährlich an den Folgen eines Verkehrsunfalls, aber fast 13 000 in Folge eines Suizids. Etwa 9000 dieser Selbstmorde geschehen nach Einschätzung von Experten aufgrund der Stimmungskrankheit Depression.
Um einem häufigen und die Betroffenen stigmatisierenden Vorurteil entgegen zu treten: Depressionen sind keine Geisteskrankheiten, sondern Gemütserkrankungen.

Diagnose

Mediziner teilen Depressionen in drei Kategorien ein:

- So genannte somatogene Depressionen, die durch körperliche Erkrankungen oder Medikamente hervorgerufen werden,
- psychogene Depressionen mit rein äußeren Ursachen (z.B. Trauerfälle, Mobbing am Arbeitsplatz o.ä.) und
- endogene (von innen herauskommende) Depressionen, die auf Störungen des Hirnstoffwechsels zurückgehen, deren Ursachen bisher noch nicht bekannt sind.

Während sich somatogene und psychogene Depressionen zumindest theoretisch durch eine genaue körperliche Untersuchung bzw. ein ausführliches Gespräch herausfinden lassen, so ist dies bei endogenen Depressionen nicht so einfach. Und natürlich gibt es Überlappungen der verschiedenen Ursachen – jemand mit einer endogenen Depression kann zusätzlich Mobbingopfer werden und zudem einen nahen Angehörigen verlieren – was die Sache nicht einfacher macht.

Doch gerade weil Depressionen einerseits so schwer zu greifen sind und andererseits einen so entsetzlichen Leidensdruck hervorrufen, müssen die Symptome besonders ernst genommen werden.

Therapie

Dass bei einer überwiegend somatogenen Depression natürlich die zugrunde liegende Krankheit behandelt bzw. das verursachende Medikament gefunden werden muss, leuchtet spontan ein. Ergänzend können – und müssen in vielen Fällen – Psychotherapie und Medikamente gegen die Depression (so genannte Antidepressiva) eingesetzt werden.

Bei der psychogenen Depression hingegen steht die Psychotherapie im Vordergrund, da die Ursache ja auch psychischer bzw. sozialer Natur ist. Auch hier kommen natürlich Antidepressiva zum Einsatz, oftmals – wie auch bei den anderen Formen – begleitet durch ergänzende Maßnahmen wie etwa ein Entspannungstraining.

Die Behandlung der endogenen Depression hingegen fußt zum größten Teil auf der Anwendung von Antidepressiva. Und zwar aus gutem Grund, denn die Wirkung der Antidepressiva greift dort ein, wo die Depression ihren Ursprung hat: an einem Ungleichgewicht der Nervenbotenstoffe wie etwa Serotonin. Auch hier kann natürlich unterstützend – schon wegen möglicher Überlappungen – eine Psychotherapie helfend eingreifen. Als zweckmäßig erwiesen hat sich auch Schlafentzug, allerdings nur mit jeweils kurzzeitigem Erfolg.

Wie dieser kurze Einblick in eine folgenreiche Erkrankung wohl gezeigt hat, muss der Arzt jede Frau, die ihn wegen Niedergeschlagenheit, extremer Stimmungsschwankungen, Antriebsschwäche oder ähnlicher Symptome aufsucht, sehr genau beobachten. Man kann schließlich nicht wissen, ob die Symptome Folge der hormonellen bzw. psychischen und sozialen Umstellungen der Perimenopause sind oder ob sie auf eine endogene Depression zurückgehen.

Primärer Hyperparathyreoidismus

Das Wortungetüm »primärer Hyperparathyreoidismus« steht für die dritthäufigste hormonelle Erkrankung – nach der Kropfbildung durch Jodmangel und dem Diabetes mellitus (Zuckerkrankheit). Es handelt sich dabei um eine Überfunktion der Nebenschilddrüse, die vermehrt das so genannte Parathormon bildet. Dadurch wird vor allem vermehrt Kalzium aus den Knochen freigesetzt. Folge: Knochenabbau. Doch auch hier finden wir körperliche Symptome, wie wir sie bereits als Folgen der Perimenopause vorgestellt haben.

- in den Nieren in Form von Ablagerungen
- im Magen-Darm-Trakt als Übelkeit, Erbrechen und vermehrter Säureproduktion
- im Kreislaufsystem als Bluthochdruck
- auf der Ebene von Nerven und Muskeln in Form von Schwächegefühl, Müdigkeit, Kopfschmerzen und psychischen Symptomen

Diagnose und Therapie

Ob ein primärer Hyperparathyreoidismus vorliegt, lässt sich anhand von Blut- und Urinproben nachweisen. Hinzu kommen beispielsweise verschiedene bildgebende Verfahren wie etwa Ultraschall, Computertomographie, Magnetresonanztomographie sowie eine Knochendichtebestimmung.

Die Behandlung besteht aus folgenden Optionen: Operative Entfernung der Nebenschilddrüsen, Senkung des Kalziumspiegels im Blut – bei milden Verlaufsformen lediglich ausreichende Flüssigkeitsaufnahme, ansonsten Medikamente – oder der reinen Verlaufsbeobachtung, die allerdings nur unter bestimmten, eng begrenzten Umständen in Frage kommt. Die Heilungsaussichten bei einer Entfernung der Nebenschilddrüsen sind im Allgemeinen sehr gut. Meist kommt es zu einer Auffüllung der Kalziumspeicher mit einem Anstieg der Knochendichte.

Gesundheitsrisiken der Menopause

Die hormonellen Umstellungen während der Perimenopause sowie der Östrogenmangel während der Zeit nach der Menopause erhöhen das Risiko für bestimmte Erkrankungen. Was wohl jedem sofort dazu einfällt, ist der Knochenschwund, medizinisch Osteoporose genannt. Doch auch das Krebsrisiko steigt jenseits des 45. Lebensjahrs deutlich an, ebenso wie das Risiko, an einer Mangeldurchblutung des Herzens – wie zum Beispiel einem Herzinfarkt – zu erkranken oder sogar zu sterben. Um genau diese ernst zu nehmenden Risiken soll es in diesem Kapitel gehen.

Osteoporose – wenn die Knochen brüchig werden

Um zu verstehen, was Osteoporose genau ist, müssen wir ein wenig ausholen. Wir tun dies an dieser Stelle nicht, um Ihnen lediglich bessere Chancen bei Günther Jauchs »Wer wird Millionär« zu ermöglichen. Wir tun es vielmehr, weil sich daraus unmittelbar ergibt, wie Sie dem Knochenschwund jenseits von Pillen und Hormonpflastern vorbeugen und begegnen können.

Das Skelett ist ständig im Umbau

Knochen, das sind in unserer Vorstellung zunächst nur rein statische Gebilde, wie etwa ein Eisenträger in der Hausdecke. Wie dieser sind sie tatsächlich imstande, ungeheurem Druck Stand zu halten: Der Oberschenkelknochen beispielsweise kann ein Gewicht von 1,65 Tonnen tragen ohne zu brechen. Doch die Knochen sind nichtsdestotrotz lebende Gebilde, die einem ständigen Umbau unterworfen sind. Als Indiz dafür können Sie nehmen, dass unser Skelett pro Minute von 200 bis

400 Milliliter Blut durchflossen wird. Das entspricht immerhin sechs Prozent dessen, was unser Herz in Ruhe pro Minute pumpt.
Es gibt zwei Arten von Knochenzellen, die ständig dabei sind, unsere Knochen umzubauen: Die so genannten Osteoklasten, die Substanz abbauen, und die Osteoblasten, die abgebaute Substanz stetig ersetzen. Wie Sie sicher wissen, ist der Mineralstoff Kalzium wesentlich für die Stabilität der Knochen. Zusammen mit dem Mineral Phosphor bildet Kalzium in den Knochen eine Art Zement (Hydroxalapatit), der dem Knochen Stabilität verleiht. Kein Wunder also, dass in unseren Knochen fast ein Kilogramm Kalzium steckt. Durch den ständigen Ab- und Aufbau von Knochensubstanz wird diese Menge Kalzium im Verlaufe von etwa 200 Tagen einmal komplett ausgetauscht. Sie sehen also: Der Knochen lebt.

»Jugendsünden« in der Ernährung rächen sich

Zwischen dem 30. und 40. Lebensjahr ist die maximale Knochensubstanz aufgebaut, mehr geht nicht. Und sie ist umso größer, je besser der Körper mit Kalzium und Phosphor versorgt wurde, je mehr Sport der bzw. die Einzelne getrieben hat und je besser die Versorgung mit Vitamin D war und ist. Vitamin D bildet der Körper unter Einfluss von hellem Tageslicht (in der Niere und in der Haut) selbst, es kann aber auch mit der Nahrung aufgenommen werden (z.B. Avocado). In unseren Breiten – weiter nördlich umso mehr – ist die Versorgung mit Tageslicht im Winter jedoch nicht immer ausreichend, sodass ca. 40 Prozent der Frauen unter einem Vitamin-D-Mangel leiden.
Genau diese Faktoren – ausreichend Kalzium und Phosphor, Sport und Vitamin D – sind es auch jenseits des 40. Lebensjahrs, die unsere Knochen gesund halten. Denn ab diesem Zeitpunkt geht es in Sachen Knochensubstanz nur noch bergab. Gerade in Bezug auf die Kalziumaufnahme aber hapert es in deutschen Landen. Laut Ernährungsbericht der Deutschen Gesellschaft für Ernährung (DGE) für das Jahr 2000 nehmen Mädchen von 10 bis 19 Jahren – also in einer Zeit starken

Wachstums – nur um die 60 Prozent der Kalziummenge mit der Nahrung auf, die sie brauchten.
Auch in späteren Lebensaltern ist die Zufuhr mit durchschnittlich etwa 80 Prozent der empfohlenen Menge von etwa einem Gramm pro Tag besorgniserregend niedrig. Dies, hormonelle Faktoren während der Perimenopause (und danach) sowie Mangel an Bewegung und Vitamin D führen dazu, dass die Knochensubstanz bei Frauen ab dem 45. Lebenjahr rapide abnimmt: Die Osteoklasten bauen mehr Knochen ab, als die Osteoblasten wieder aufbauen. Folge: Die Knochenbilanz ist auf Dauer negativ.
Irgendwann ist dann der Zeitpunkt erreicht, an dem die Knochen schon bei relativ harmlosen Stürzen brechen können.

Zu wenig Östrogen oder zu viel Stresshormone?

Wie die Statistik zeigt, sind Frauen von Osteoporose tatsächlich wesentlich häufiger betroffen als Männer. So liegt das Risiko, sich im Laufe des restlichen Lebens einen Knochenbruch zuzuziehen, für über 45-jährige Frauen bei etwa 30 Prozent, für Männer derselben Altersgruppe dagegen nur bei 15 Prozent.
Bislang wurde stets ein Östrogenmangel als Ursache für den Verlust an Knochensubstanz angenommen. Bei genauer Auswertung von acht prospektiven Studien hat sich jedoch gezeigt, dass die negative Knochen-Bilanz während der Perimenopause – in der ja oft sehr hohe bzw. unregelmäßige Östrogenspiegel bestehen – sogar größer ist als in der Postmenopause, wenn der Östrogenspiegel also tatsächlich und dauerhaft erniedrigt ist. So beträgt der jährliche Verlust an Knochensubstanz während der Perimenopause etwa 1,8 Prozent, während er in der Postmenopause – mit einem echten Östrogenmangel – nur knapp 1,3 Prozent beträgt.
Prof. Jerilynn C. Prior macht für den erhöhten Substanzverlust während der Perimenopause unter anderem die erhöhten Spiegel an Stresshormonen verantwortlich.

Das Herzinfarktrisiko steigt

Während das Herzinfarktrisiko von Frauen zwischen dem 25. und 44. Lebensjahr nur ein Siebtel bis ein Sechstel des Risikos gleichaltriger Männer beträgt, steigt das Risiko danach deutlich an. In der Altersgruppe 45 bis 54 sind noch 4,6-mal mehr Männer vom Herzinfarkt betroffen, zwischen 55 und 64 Jahren nur noch dreimal so viele Männer wie Frauen und mit 65 bis 74 sogar nur noch 2,5-mal so viele. Mit anderen Worten: Das Herzinfarktrisiko von Frauen nähert sich dem der Männer immer weiter an (siehe Grafik Seite 61).

Und nicht nur das. Von jenen (wenigen) Frauen, die bereits zwischen 25 und 34 einen Herzinfarkt erleiden, leben alle auch 28 Tage nach dem Infarkt noch – bei gleichaltrigen Männern nur jeder Zweite. In der Altersgruppe 45 bis 54 dagegen liegt die 28-Tage-Überlebensrate bei beiden Geschlechtern nur noch bei knapp über 40 Prozent, um dann parallel wieder anzusteigen (siehe Grafik Seite 61).

Die Wegbereiter eines Infarkts

Der Herzinfarkt wie auch andere so genannte ischämische Herzkrankheiten – Krankheiten, bei denen die Durchblutung des Herzens eingeschränkt ist – sind auf eine Reihe von Faktoren zurückzuführen. Die meisten davon dürften Sie kennen:

- Erhöhte Blutfettwerte (LDL-Cholesterin, Triglyzeride), die auf Dauer zur Arteriosklerose führen, also Ablagerungen in den Arterien, die den Durchmesser der Adern verringern. Solche Ablagerungen in den Herzkranzarterien (sie versorgen den Herzmuskel mit Sauerstoff und Nährstoffen) führen zum Krankheitsbild der Angina pectoris (Brustenge), das mit Herzschmerzen zunächst während körperlicher Belastung – später auch in Ruhe – einhergeht. Lösen sich arteriosklerotische Ablagerungen, so liegt eine akute Gefähr vor, da sie zum vollständigen Verschluss von Herzarterien (Herzinfarkt) führen können.
- Bluthochdruck ist ein weiterer wesentlicher Faktor in der Entstehung von Herzinfarkt und anderen ischämischen Erkrankungen, da

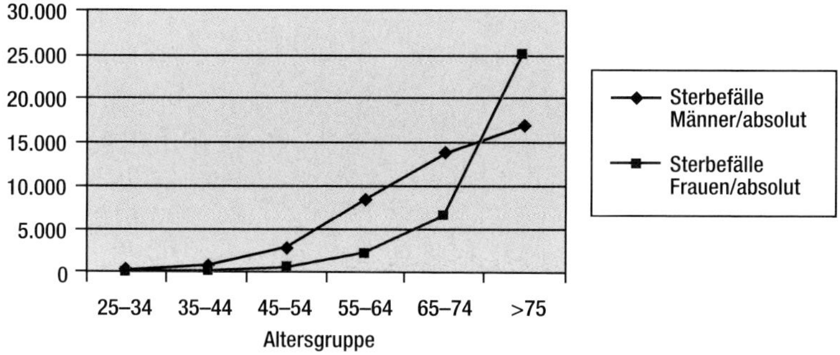

Akuter Herzinfarkt bei Männern bzw. Frauen der jeweiligen Altersgruppe

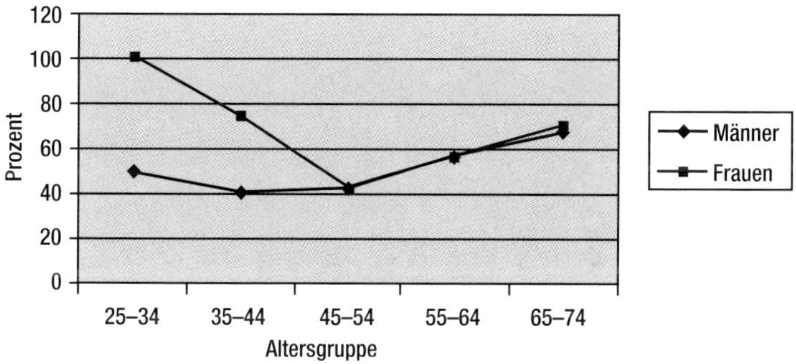

Uberlebensrate bei Herzinfarkt

Bluthochdruck ursächlich an der Entstehung von Arteriosklerose beteiligt ist, die Arteriosklerose aber auch zu einer Blutdruckerhöhung führen kann – ein klassischer Teufelskreis.

- Wenngleich den so genannten »Lifestyle-Faktoren« (Ernährung, Rauchen etc.) bei der Entstehung von Herzerkrankungen natürlich eine ganz besondere Bedeutung zukommt, wollen wir an dieser Stelle nur einen Faktor herausgreifen, da er unmittelbar mit unserem Thema zusammenhängt: den Östrogenmangel. Um es auf den Punkt zu bringen: Der Östrogenmangel führt einerseits zu einem ungünstigen Blutfettprofil mit steigenden Werten des »bösen« LDL-Cholesterins und sinkenden Werten des »guten« HDL-Cholesterins.

Es gibt wiederum eine Reihe von Risikofaktoren, die diese Veränderungen begünstigen (siehe Kasten).

Das steigert das Infarktrisiko

- Erbliche Faktoren (familiäre Häufung von Herzerkrankungen)
- Zu hoher Konsum tierischer Fette
- Bewegungsmangel
- Übergewicht
- Rauchen
- Stress
- Östrogenmangel nach der Menopause

Cholesterin: Was ist das eigentlich?

Aufgaben im Körper: Cholesterin ist ein lebenswichtiger Baustoff für Hormone (z.B. das Stresshormon Cortisol), Gallensäuren (für die Fettverdauung), Vitamin D, die äußere Hülle der Zellen (Zellmembranen) sowie die so genannte Myelin- oder Markscheide der Nervenzellen, die für die Signalübermittlung im Gehirn von entscheidender Bedeutung ist.
LDL und HDL: Damit Cholesterin im Blut befördert werden kann, muss es an so genannte Lipoproteine (Lipo = Fett; Protein = Eiweiß) gebunden werden. Die hier für uns wichtigsten sind LDL (low density lipoproteins = Lipoproteine niedriger Dichte) und HDL (high density lipoproteins = Lipoproteine hoher Dichte). LDL ist dafür zuständig, den Baustoff Cholesterin dahin zu befördern, wo er benötigt wird. HDL hingegen holt überschüssiges Cholesterin wieder ab und bringt es zurück zur Leber.
So entstehen Ablagerungen: Bei erhöhten LDL-Werten laden die Lipoproteine ihre Cholesterinfracht jedoch an den Aderwänden ab. Ist der Anteil an HDL normal oder sogar erniedrigt, so wird das »abgekippte« Cholesterin nicht wieder zur Leber beför-

dert. Nun machen sich Fresszellen des Immunsystems (Makrophagen) daran, das überschüssige Cholesterin an den Aderwänden zu beseitigen. Dabei oxidieren freie Sauerstoffradikale (diese Entstehen ständig im ganz normalen Stoffwechsel des Körpers) das Cholesterin – das Fett wird gwissermaßen ranzig –, und die Fresszellen werden zu so genannten Schaumzellen. Um ein Bild zu gebrauchen: Sie überfressen sich, bis sie platzen. Mehr und mehr Fresszellen eilen herbei, um den Müll zu beseitigen und verstärken den Schaden (die Ablagerungen an der Aderwand) so nur noch. Schließlich wird der Müllabladeplatz von Blutplättchen (Thrombozyten) und Bindegewebszellen abgedeckt – es entsteht eine Beule in der Aderwand, die Ader wird im Querschnitt dünner, der Blutfluss geringer.

Triglyzerid: Was ist das eigentlich?

Triglyzeride sind Fettsäuren, die dem Körper als Energielieferanten dienen. Sie stecken reichlich in tierischen Nahrungsmitteln und werden daher in Deutschland auch in großem Maße verzehrt. Triglyzeride können direkt in die Muskeln transportiert werden, um dort in Bewegungsenergie umgesetzt zu werden. Sie können auch in die Leber befördert werden, um dort umgebaut zu werden. Oder aber sie gelangen über das Lymphsystem direkt ins Blut, wo sie wie das Cholesterin an den Aderwänden abgelagert und oxidiert werden und damit der Arteriosklerose Vorschub leisten.

Östrogen wirkt gegen Freie Radikale und Gefäßverengung

Der Östrogenmangel zeigt sich nicht nur durch ein schlechteres Blutfettprofil – im Schnitt eine Erhöhung des Gesamtcholesterins um etwa zehn Prozent. Offenbar hat Östrogen in den Adern noch weitere wichtige Funktionen: Es wirkt antioxidativ, indem es freie Sauerstoffradikale unschädlich macht und damit dem »Ranzigwerden« des Cholesterins vorbeugt. Und es verbessert das Ansprechen der inneren Aderwand (des so genannten Endothels) auf Stoffe, die unsere Adern weit stellen (Vasodilatation), und schränkt die Wirkung von Stoffen ein, welche die Adern verengen (Vasokonstriktion).

Sind all diese wichtigen Funktionen eingeschränkt, eben weil das Hormon Östrogen fehlt, so steigt das Risiko einer Arteriosklerose, und die Durchblutung wird geringer.
Ein Vergleich von Frauen zwischen 45 und 55 ergab, dass vor der Menopause nur drei Prozent der Frauen arteriosklerotische Veränderungen in der Hauptschlagader Aorta aufweisen, dass der Anteil nach der Menopause jedoch auf 12 Prozent ansteigt. Das ist immerhin eine Vervierfachung. Lassen Sie uns hier nur so viel festhalten: Das vermehrte Auftreten von Herzerkrankungen bei Frauen jenseits der Menopause ist unter anderem auf den Östrogenmangel zurückzuführen. Was Sie vorbeugend tun können, wird uns ab Seite 106 beschäftigen.

Krebs: Wenn Zellen außer Kontrolle geraten

Unser Körper besteht aus etwa 100 Billionen (100 000 000 000 000) Zellen, von denen täglich rund 4 Billionen neu gebildet werden. Der Bauplan, nach dem diese neuen Zellen entstehen, liegt in der Erbsubstanz (DNS) im Zellkern. Je nach Zelltyp – in unserem Körper gibt es mehr als 200 verschiedene Zelltypen, z.B. Leberzellen, Herzmuskelzellen etc. – werden bei der Neubildung bestimmte Abschnitte des Bauplans ausgelesen und in Produktionsschritte umgesetzt. Im Normalfall entstehen dann beispielsweise Leberzellen, die wie Leberzellen aussehen und auch so funktionieren. Die fertige Leberzelle hat zudem ein mehr oder weniger fest fixiertes »Ablaufdatum« eingeprägt bekommen sowie den Befehl, in der Leber zu bleiben und zu wirken. Das ist der Normalfall, aber es kann auch anders kommen.

Entartete Zellen vermehren sich unbegrenzt

Doch es kann geschehen, dass entweder der Bauplan durch Mutationen (beispielsweise hervorgerufen durch radioaktive Strahlung, chemische Substanzen etc.) beschädigt wurde oder dass es beim Zusammenbauen

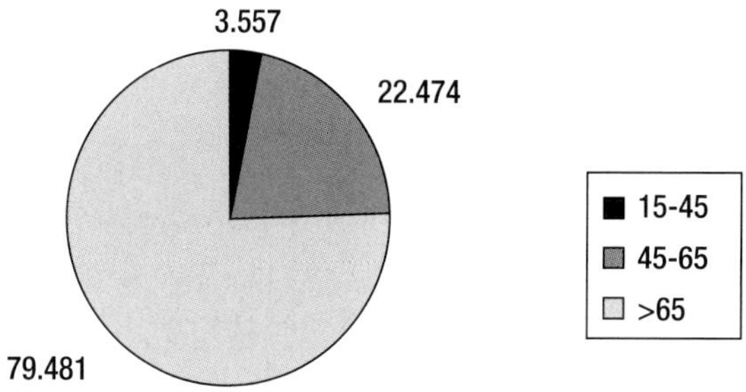

Krebstodesfälle (1999) bei Frauen nach verschiedenen Altersstufen

der neuen Zelle zu Störungen kommt. Dabei kann eine Krebszelle entstehen.

Diese ist ganz anders als jene Zelle, die sie eigentlich hätte werden sollen: Sie funktioniert nicht wie eine normale Körperzelle, ist im Prinzip unsterblich, hat als einzigen Lebenszweck sich zu vermehren und sich nicht vom Immunsystem erwischen zu lassen. Eine Krebszelle teilt sich unbegrenzt weiter und verdrängt dabei gesunde Zellen mit dem Erfolg, dass ganze Organe zugrunde gehen.

Dabei hält sie sich im schlimmsten Falle nicht einmal an die Anweisung des ursprünglichen genetischen Bauplans, in einem bestimmten Organ zu bleiben, sondern geht auf Wanderschaft und bildet in anderen Organen Ableger, so genannte Metastasen, die dort ihrerseits ihr zerstörerisches Werk verrichten.

Das Immunsystem wird weniger wachsam

Dass es zur Bildung von Krebszellen in unserem Körper kommt, ist an sich nichts Besonderes: Dies geschieht täglich. Allerdings macht das Immunsystem im Normalfall kurzen Prozess mit ihnen, und sie werden zerstört, ehe sie Schaden anrichten können. Mit zunehmendem Alter aber kann es vermehrt zu solchen Abweichungen vom Bauplan kommen. Und weil auch die verschiedenen Komponenten unseres Immunsystems mit steigendem Alter meist weniger effektiv arbeiten, erkranken jenseits des 40. Lebensjahrs mehr Frauen an Krebs als in jungen Jahren (siehe Grafik unten).

Diese Alterabhängigkeit aber ist je nach Tumorart durchaus unterschiedlich. Während etwa der Darmkrebs eine über alle Altersgruppen eindeutig steigende Tendenz aufweist und beim Brustkrebs die Erkrankungshäufigkeit nur bis zum 74sten Lebensjahr ansteigt, geht die Erkrankungshäufigkeit beim Gebärmutterhalskrebs langsam, aber stetig zurück oder weist bei anderen Krebsarten weniger extreme Anstiege auf (siehe Grafik).

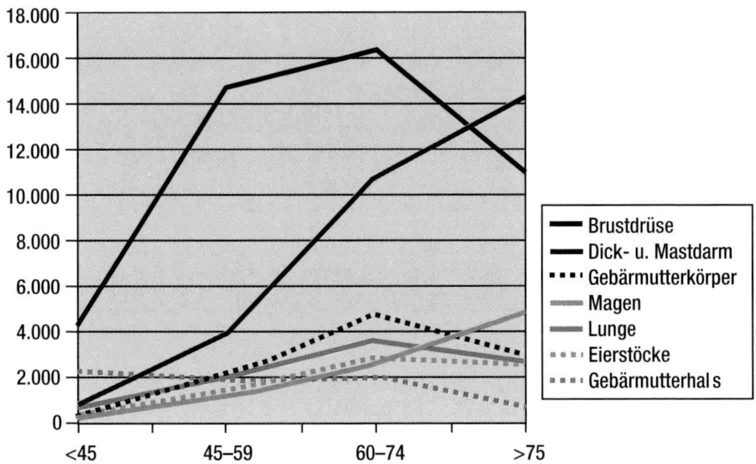

Quelle: RKI

Krebserkrankungen pro Jahr bei Frauen in Deutschland (geschätzt auf der Basis des saarländischen Krebsregisters)

Hormonabhängige Krebserkrankungen

Über Krebserkrankungen und deren Vermeidung durch Lifestylefaktoren wie beispielsweise eine gesunde Ernährung und Sport gibt es haufenweise Literatur. Hier sollen deshalb nur drei Tumorarten näher erörtert werden, die im Zusammenhang mit den Hormonen der Frau stehen: Brustkrebs (Mammakarzinom), Krebs des Gebärmutterkörpers (Endometriumkarzinom) und der Eierstöcke (Ovarialkarzinom).

Brustkrebs

Von den oben erwähnten hormonabhängigen Tumorerkrankungen ist der Brustkrebs in Deutschland mit jährlich mehr als 46 000 Neuerkrankungen der bei weitem häufigste. Davon sind fast 20 000 Betroffene unter 60 Jahren.

Es gibt eine Reihe von Faktoren, die das Risiko einer Brustkrebserkrankung erhöhen:

1. Das Auftreten von Brustkrebs in der nahen Verwandschaft (z.B. Mutter, Großmutter, Schwestern)
2. Erbfaktoren: Mutatationen in den Genen BRCA I oder BRCA II
3. Frühe erste Regelblutung (Menarche)
4. Kinderlosigkeit oder ein höheres Alter bei der ersten Geburt
5. Späte Menopause
6. Langjährige Hormonersatztherapie (HET) nach der Menopause
7. Ionisierende Strahlung (z.B. Röntgen)
8. Alkoholmissbrauch
9. Fettreiche Ernährung
10. Rauchen

Was die letzten vier Punkte angeht – Röntgenstrahlung, übermäßiger Alkoholgenuss, falsche Ernährung und Rauchen –, so ist allgemein bekannt, dass sie das Krebsrisiko generell erhöhen und dass sich diese Faktoren (Röntgenstrahlung nur eingeschränkt) beeinflussen lassen. Und abgesehen vielleicht von der Kinderlosigkeit und höherem Alter bei der Geburt kann man in Bezug auf die ersten vier Punkte nichts unternehmen. Doch ob man eine jahrelange Hormonersatztherapie durchführt oder nicht, liegt durchaus im eigenen Entscheidungsspielraum. Wir werden deshalb auf diesen Punkt – das Für und Wider einer Hormonersatztherapie – ab Seite 70 näher eingehen. Übrigens: Die Antibabypille erhöht das Brustkrebsrisiko nicht.

Gebärmutterkörperkrebs

Die schlechte Nachricht zuerst: Tumoren des Gebärmutterkörpers (Endometriumkarzinom) – fast ausschließlich von der Schleimhaut der Gebärmutter (Endometrium) ausgehend – sind mit gut 10 000 Neuerkrankungen im Jahr die vierthäufigste Krebsform bei Frauen. Bitte verwechseln Sie den Gebärmutterkörperkrebs (Endometriumkarzinom) nicht mit dem Gebärmutterhalskrebs (Zervix-Karzinom): Denn letzterer hat mit den weiblichen Hormonen nichts zu tun, weist also keine Hormonabhängigkeit auf, wie der Mediziner sagt.

Und nun die positive Nachricht: Die Prognose beim Endometriumkarzinom ist ausgesprochen gut. Denn trotz des häufigen Auftretens ist es für nur 2,8 Prozent aller Krebstodesfälle bei Frauen verantwortlich.

Bekannte Risikofaktoren:

1. Übergewicht
2. Kinderlosigkeit
3. Frühe erste Regelblutung (Menarche)
4. Lang andauernde Phasen ohne Eisprung
5. Späte Menopause
6. Alleinige Östrogentherapie (ohne Gestagene) während der Postmenopause.

Gerade beim Endometriumkarzinom fällt die enge Beziehung zu hormonellen Faktoren auf. Übergewicht gehört zu den Risikofaktoren, da Fettgewebe ein wesentlicher Produzent von Östrogenen ist.

Eierstockkrebs

In Deutschland erkranken etwa 7400 Frauen jährlich an Eierstockkrebs (Ovarialkarzinom), wobei zehn Prozent der Frauen unter 45 Jahren sind. Die Prognose ist beim Ovarialkarzinom leider ausgesprochen schlecht, wenn nicht die erste Operation nach der Diagnosestellung besonders zielgenau ist und den Tumor vollständig entfernt. Die bekannten Risikofaktoren:

1. Hohe Gesamtzahl an Eisprüngen (früher Eintritt der ersten Regel, späte Menopause)
2. Kinderlosigkeit (nur dann, wenn diese nicht durch die Pille erzielt wurde)
3. Erbfaktoren (genetische Disposition), genauer: Mutationen im BRCA-1- und BRCA-2-Gen
4. Bereits aufgetretene Erkrankungen an Brust-, Gebärmutterkörper- oder Darmkrebs

Frauen, die zur Verhütung auf die Pille setzen, können sich freuen, senkt die hormonelle Kontrazeption doch auch das Risiko, an Eierstockkrebs zu erkranken.

Die medikamentöse »Therapie« der Wechseljahre

Die in den vorangehenden Kapiteln geschilderten Beschwerden und Risiken der Perimenopause sowie der Postmenopause sind zum großen Teil hormonell bedingt. Es liegt daher nahe, diese auch mit hormonellen Mitteln zu behandeln. Und weil man lange Zeit annahm, dass allein ein Mangel an Östrogenen für sämtliche Malaisen verantwortlich ist, kam in den 1950er Jahren die so genannte Östrogen-Ersatztherapie (ÖET) in Mode. Doch seit den 1970er Jahren war klar, dass ÖET-Anwenderinnen offenbar ein deutlich erhöhtes Risiko tragen, am Gebärmutterkrebs zu erkranken – je nach Studie zwischen dem 5- und 14-fachen des Normalen. Aus der ÖET wurde die HET, die Hormonersatztherapie, die neben Östrogen auch ein synthetisches Gestagen enthält. Dadurch wurde und wird gewährleistet, dass die Gebärmutterschleimhaut nicht nur ständig auf-, sondern durch das Gestagen auch wieder abgebaut wird, das Risiko für Gebärmutterkrebs also sinkt.

Hormonersatztherapie als Allheilmittel?

Trotz aller bekannten Verbesserungen bezüglich der Lebensqualität von Frauen während der Perimenopause und trotz der nachgewiesenen Risikominderungen beispielsweise für Osteoporose ist die HET als reine Routinemaßnahme zu Recht umstritten.

Wer sich einmal in seinem Bekanntenkreis umhört, wird vermutlich Äußerungen hören wie »Wunderbar, ich muss mir keine Gedanken mehr um Wechseljahrsprobleme machen!«, aber auch »Jeden Tag Hormone schlucken? Das kann nicht gut sein!«.

Und auch die Experten streiten sich nach wie vor über verschiedene Punkte. Nur ein Beispiel: HET verringert das Herzrisiko laut diverser

Studien um bis zu 50 Prozent. Doch es gibt Fälle – besonders wenn bereits eine Erkrankung der Herzkranzgefäße vorliegt oder nach einem überstandenen Herzinfarkt –, in denen das Risiko keineswegs gemindert wird bzw. sogar ansteigt.

Das Behandlungsziel muss klar sein

Auch in Bezug auf die oftmals mit der Menopause einhergehenden depressiven Verstimmungen gibt es unter Experten durchaus unterschiedliche Auffassungen. Einige setzen voll und ganz auf die Wirkungen der HET. Andere sind der Meinung, dass die Niedergeschlagenheit weniger mit den Hormonen als vielmehr mit der Gesamtsituation der betroffenen Frauen zu tun hat und setzen daher auf andere Verfahren wie psychologische Beratung und evtl. Psychotherapie, oft in Kombination mit antidepressiven Medikamenten.

Wir müssen also unterscheiden, je nachdem, was die HET eigentlich leisten soll. Soll sie eingesetzt werden, um in erster Linie die perimenopausalen Beschwerden wie Hitzewallungen und Schlafstörungen zu lindern? Soll sie über viele Jahre in der Postmenopause verwendet werden, um das Osteoporoserisiko zu minimieren? Oder soll sie gar Anwendung finden, um Frauen nach einem Herzinfarkt vor einem weiteren Infarkt zu schützen? Die dritte Idee hat sich inzwischen als nicht erfolgreich erwiesen, wie wir gleich sehen werden.

HET und die aktuelle Diskussion

Seit Juni des vergangenen Jahres (2002) sind zahlreiche Frauen verunsichert, ob sie ihre Hormonersatztherapie fortsetzen sollen; andere fragen sich besorgt, ob sie damit überhaupt beginnen sollen. Grund für die Verunsicherung ist der Abbruch eines Teils einer großen US-amerikanischen Studie, der so genannten WHI-Studie (Women's Health Initiative).

Ziel der Studie war es, mehr Klarheit über den tatsächlichen Nutzen der HET als vorbeugende Maßnahme z.B. gegen Herzinfarkt und Osteoporose, aber auch über mögliche Risiken (z.B. Krebs) zu erhalten. Im Rahmen der Studie erhielten 8506 Frauen Östrogen und Gestagen (Medroxyprogesteronacetat) in Tablettenform und weitere 8102 Frauen ein Scheinmedikament (Placebo). Ein Drittel der Frauen war 55 bis 59 Jahre alt, gut 45 Prozent zwischen 60 und 69 Jahren und weitere 21 Prozent zwischen 70 und 79. Die Studie sollte eigentlich 8,5 Jahre dauern, wurde nun aber nach 5,2 Jahren abgebrochen. Warum?

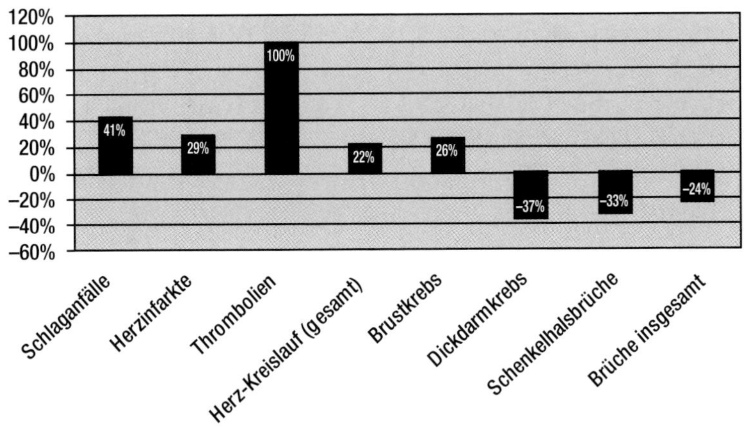

WHI-Studie: Nutzen und Risiken der Hormonersatztherapie

Mehr Risiko als Nutzen

Im Juli 2002 nahm das Nationale Gesundheitsinstitut der USA (National Health Institute; NIH) ausführlich Stellung zu der Entscheidung, diesen Teil der Studie abzubrechen (ein weiterer Studienarm, in dem Frauen nach Gebärmutterentfernung nur Östrogen erhalten, wird fortgesetzt). Laut dieser Begründung für den Abbruch kam es während des Untersuchungszeitraums in der Östrogen-Progestagen-Gruppe zu

- 41 Prozent mehr Schlaganfällen,
- 29 Prozent mehr Herzinfarkten,
- einer Verdoppelung der Zahl von Thromboembolien inklusive Lungenembolien,
- einer Zunahme um 22 Prozent aller Herz-Kreislauf-Erkrankungen und
- einer 26-prozentigen Zunahme von Brustkrebs.

Allerdings gab es auch positive Resultate:

- 37 Prozent weniger Dickdarmkrebs,
- ein Drittel weniger Brüche des Schenkelhalses und
- eine Senkung um 24 Prozent bei allen Brüchen.

Was die Gesamtsterblichkeit angeht, so gab es keine Unterschiede zwischen der Östrogen-Progestagen- und der Placebo-Gruppe.
Rechnet man diese Werte auf 10 000 Frauen und ein Behandlungsjahr hoch, so ergäbe das für die Behandlung mit dieser Form der HET:

- 8 zusätzliche Schlaganfälle,
- 7 zusätzliche Herzinfarkte,
- 18 zusätzliche Thromboembolien,
- 8 zusätzliche Brustkrebsfälle,
- 6 Fälle von Dickdarmkrebs weniger und
- 5 Schenkelhalsbrüche weniger.

Kritische Bewertung der Studie

Auf den ersten Blick scheint die Begründung für den Studienabbruch – die Risiken würden den Nutzen deutlich übersteigen – auch als Gesamturteil über kombinierte Hormontherapie gerechtfertigt. Doch lassen Sie uns die Ergebnisse einmal etwas genauer und nüchterner betrachten.

Testgruppe hatte zusätzliche Risikofaktoren

Im Originaltitel heißt die Studie »Risiken und Nutzen von Östrogen plus Progestagen für gesunde postmenopausale Frauen« (»Risks and Benefits of Estrogen Plus Progestin in Healthy Postmenopausal Wo-

men«). Doch in einem trügt bereits der Titel: Es handelte sich keineswegs nur um »gesunde« Frauen. Knapp 4,5 Prozent der Frauen wurden wegen eines Diabetes (Zuckerkrankheit) behandelt, 36 Prozent bekamen Medikamente gegen Bluthochdruck, knapp 13 Prozent hatten erhöhte Cholesterinwerte, etwa 16 Prozent der Frauen hatten Verwandte, die an Brustkrebs erkrankt waren, etwa 5 Prozent hatten entweder bereits einen Herzinfarkt oder Schlaganfall hinter sich oder litten an einer Angina pectoris, und etwa 20 der Frauen erhielten mindestens 80 Milligramm Acetylsalicylsäure (z.B. Aspirin; ASS), das in dieser Dosierung üblicherweise zur Prophylaxe eines erneuten Infarkts oder Schlaganfalls eingesetzt wird.
Ob man für eine solche Gruppe wirklich von Gesundheit sprechen sollte, mag jeder selbst entscheiden.

Therapiebeginn in höherem Lebensalter

Ein weiterer Punkt, der die Verallgemeinerung der Studie zumindest einschränkt, ist das Alter der Frauen. Am häufigsten wenden Frauen zwischen 50 und 55 Jahren eine HET an. In der Studie aber waren 45 Prozent der Frauen schon 60 bis 69 Jahre alt, 21 Prozent sogar zwischen 70 und 79.

Anwendung und Dosis waren sehr speziell

Ein dritter Punkt ist die Wahl des in der Studie eingesetzten Östrogens sowie Gestagens und die jeweilige Dosierung. In der Studie bekamen die Frauen täglich 0,625 Milligramm konjugierte equine Östrogene in Tablettenform. Das sind Östrogene – zu etwa 50 Prozent das so genannte Estronsulfat –, die aus dem Urin trächtiger Stuten gewonnen werden. Hierzulande wird jedoch meist ein anderes Östrogen – das so genannte 17-Beta-Estradiol – angewandt. Zudem müssen Östrogene nicht zwingend in Form von Tabletten benutzt werden. In Frage kommen auch Hormonpflaster (transdermale bzw. perkutane Anwendung), Implantate (dabei werden kleine östrogenhaltige Kügelchen unter die Haut gepflanzt) sowie Vaginalsalben und -zäpfchen.

Ähnliches gilt für das zusätzliche Gestagen, das in verschiedenen chemischen Verbindungen verschrieben werden kann. Das in der Studie verwendete Medroxyprogesteronacetat ist nur eines von vielen. Und auch die Dosierung entspricht nicht unbedingt dem, was deutschen Frauen verschrieben wird. Zumindest bei Älteren versucht man, die Dosierung so niedrig wie möglich zu halten. Man spricht dann von einer Low-dose-Therapie.

Gründliche Abwägung ja – Panikmache nein

Was leiten wir daraus ab? Die Ergebnisse der Studie treffen selbstverständlich zu, was eine große Gruppe von Frauen mit zum Teil bestehenden Vorerkrankungen und bestimmter Alterstufen bei einer ganz bestimmten Art der Anwendung (Gießkannenprinzip) von HET angeht. Die dabei aufgetauchten Risiken müssen unbedingt ernst genommen werden, bedürfen aber weiterer Forschung, um auch andere Alterstufen und andere Anwendungen (z.B. Hormonpflaster) sowie Low-dose-HET besser beurteilen zu können.

Ganz sicher lassen sich die Ergebnisse – und das mag Ihnen als Beruhigung in diesen Zeiten der Unsicherheit dienen – nicht auf jede einzelne Frau herunterbrechen. Mit anderen Worten, die oben genannten Risiken sind nicht einfach pauschal auf jede HET-Anwenderin zu übertragen. Das heißt: Viele Frauen sind von den beschriebenen Risiken nicht betroffen.

Eine erst ganz kürzlich, im Mai dieses Jahres erschienene Auswertung der WHI-Studie zur Lebensqualität mit oder ohne Hormonersatztherapie hat bei den im Durchschnitt 63-jährigen teilnehmenden Frauen keine nennenswerte Gesamtverbesserung der Lebensqualität gezeigt. Allerdings waren in der Studie auch keine perimenopausalen Frauen mit Wechseljahresbeschwerden untersucht worden, sondern es war – wie vorhin schon erwähnt – das »Gießkannenprinzip« geprüft worden. Bevor wir jedoch ein Fazit ziehen, lassen Sie uns noch schauen, was andere Studien ergeben haben.

Was sagen andere Studien?

Schauen wir uns zunächst an, was andere Studien zum Thema Schutz vor Atherosklerose (Gefäßverkalkung) zu sagen haben. Es gibt eine ganze Reihe so genannter nicht randomisierter Kohortenstudien, die sowohl für Östrogene allein als auch für eine Östrogen-Gestagen-Kombination sehr eindeutig positive Ergebnisse in Sachen Schutzwirkung gezeigt haben. Die reine Östrogengabe ist nur für Frauen interessant, denen die Gebärmutter entfernt wurde, da es bei ihnen nicht mehr zur Ausbildung eines Gebärmutterkrebses kommen kann. Alle anderen müssen zum Schutz ihrer Gesundheit mit einer Östrogen-Gestagen-Kombination behandelt werden, weshalb wir uns hier auf diese beschränken wollen.

Doch auch unter dieser Medikation – sprich, einer Östrogen-Gestagen-Kombination – hatten sich in fast allen voran gegangenen Studien positive Meldungen ergeben. Im Schnitt ergab sich bei den Studien, dass das Risiko einer koronaren Herzkrankheit (also einer Durchblutungsstörung der Herzkranzarterien) um 50 Prozent geringer war. Es zeigte sich zwar, dass bestimmte Blutfettwerte negativ beeinflusst wurden, dass aber andere Wirkungen diese wettmachten, sodass dennoch ein Schutzeffekt beobachtet wurde.

Keine Schutzwirkung bei vorgeschädigten Gefäßen

Die erste große randomisierte doppelblinde und placebokontrollierte Studie (Heart and Estrogen/Progestin Replacement Study; HERS) bei vorgeschädigten Herzen und Gefäßen (nach abgelaufenem Herzinfarkt) zeigte ein damals überraschendes Ergebnis: Ob Frauen Östrogene allein oder mit Gestagen einnahmen – das Herzinfarkt-Risiko war mit Behandlung nicht niedriger als ohne, sondern im ersten Jahr der HET sogar etwas erhöht, während es in den Folgejahren wieder sank. Die Studie wurde zunächst über vier Jahre durchgeführt, inzwischen liegen jedoch auch die Ergebnisse nach knapp sieben Jahren vor. Auch hier zeigte sich, dass Östrogene allein oder in Kombination nicht dazu geeignet sind, bei Frauen nach Herzinfarkt einen weiteren Infarkt zu verhindern, wenngleich das Risiko unter der Therapie nicht erhöht war. Möglicherweise war den Hormonen – die durchaus positive Wirkungen auf den Fettstoffwechsel in der Gefäßwand haben – zu viel zugetraut worden, als man meinte, sie könnten auch bei bereits verkalkten Gefäßwänden Gutes bewirken. Nebenbei erbrachte die Studie ein doppelt erhöhtes Risiko für Thrombosen (Blutgerinnsel) unter HET, was teilweise als Ursache für die Herzinfarkte in der behandelten Gruppe angesehen wurde.

Studie brachte böse Überraschung

Nach dieser HERS-Studie hofften viele Forscher auf die WHI-Studie zur Bestätigung einer Schutzwirkung für die Gefäße, wenn früh genug – also vor einem Herzinfarkt – eine so genannte Primärprävention mit Hormonen begonnen würde. Das WHI-Ergebnis mit der deutlichen Risikoerhöhung für Herzinfarkt und Schlaganfall war also alles andere als erwartet. Insofern war der Anstieg des Herzinfarkt- und des Schlaganfallrisikos ein echter Schock auch für die Forschergemeinde.

Andere Ergebnisse wurden bestätigt

Was das in der WHI-Studie gefundene erhöhte Risiko für Thrombosen angeht, so war bereits aus anderen Studien bekannt, dass es zu einer Risikoerhöhung kommen kann.

Auch dass Östrogen die Zellteilungsrate des Brustgewebes erhöht – und damit auch das Brustkrebsrisiko – war kein Geheimnis. Bekannt war aber auch, dass Gestagene die Spezialisierung bzw. Differenzierung der Zellen des Brustgewebes fördern und somit ein mögliches Wachstum von Krebszellen hemmen. Dennoch hatten auch manche frühere Studien bereits ergeben, dass sich das Brustkrebsrisiko unter HET leicht erhöht, und zwar umso mehr, je länger die Hormone eingenommen wurden. Das Ergebnis der WHI-Studie ist in sofern nicht überraschend, auch die Zunahme des Brustkrebsrisikos bei HET-Anwendung über mehrere Jahre war zuvor bekannt.

Dass das Osteoporoserisiko durch reine Östrogengaben, aber auch durch eine Östrogen-Gestagen-Kombination sinkt, ist vor der WHI-Studie durch zahlreiche Studien mit ansteigenden Knochendichtewerten vermutet worden. Das WHI-Ergebnis beweist diese Erwartungen aber erstmals. Das gleiche gilt für das Darmkrebsrisiko. Auch frühere Studien hatten schon gezeigt, dass die HET hier Risiko senkend wirkt. Wie also lässt sich das alles bewerten?

Studiendesign mit Qualitätsgarantie

Doppelblind? Randomisiert? Placebokontrolliert? Kohortenstudie? – Was ist das eigentlich?

- Doppelblind bedeutet, dass weder der Untersucher, also derjenige, der z.B. das Präparat verabreicht, noch die Testperson wissen, ob es sich um ein echtes Präparat oder ein wirkstofffreies Scheinpräparat (Placebo) handelt. Auf diese Weise wird ausgeschlossen, dass der Untersucher die Testperson ohne es zu wollen beeinflusst.
- Damit hätten wir auch gleich die Erklärung für »placebokontrolliert«: Eine Gruppe erhält das echte Medikament (Verum), eine andere ein Scheinmedikament. Damit lässt sich nachweisen, welche Wirkungen das echte Medikament hat.
- Randomisiert bedeutet, dass die Zuordnung zur jeweiligen Behandlung durch eine zufällige Auswahl der Testpersonen getroffen wird.
- Und der Begriff »Cross-over« meint, dass die Testpersonen nicht nur entweder Präparat A oder B erhalten, sondern in einem gewissen zeitlichen Abstand beide Präparate nacheinander. Derartige Studien genießen unter Forschern einen hohen Stellenwert, schließen sie doch zahlreiche mögliche Fehlerquellen aus.
- Eine Kohortenstudie ist eine Untersuchung an Menschen, die ein bestimmtes Merkmal entweder haben oder nicht (z.B. Raucher – Nichtraucher), oder aber es wird eine bestimmte Gruppe von Menschen – im Falle der großen »Nurses Health Study« beispielsweise US-amerikanische Krankenschwestern – über einen längeren Zeitraum auf das Auftreten verschiedener Erkrankungen und möglicher Auslöser oder Verhütungsfaktoren hin untersucht.

Die höchste Stufe der wissenschaftlichen Beweiskraft wird prospektiven Studien zugesprochen, mit denen anfangs genau festgelegte Hypothesen, Schwellenwerte oder Effekte dann – am besten randomisiert und placebokontrolliert – geprüft werden. Diese Studien müssen sehr groß angelegt werden, um seltene Ereignisse überhaupt erfassen zu können, müssen über lange Zeiträume laufen und sind daher sehr teuer. Zudem sind Voraussetzungen, die zu Beginn der Studie gelten, manchmal bei deren Ende schon nicht mehr gültig. Z.B. für die WHI-Studie die Anwendung von HRT bei Frauen nach Herzinfarkt, die 1998 durch die HERS-Studie als nicht sinnvoll erkannt wurde.

Eine vorläufige Bilanz zur HET

Im Grunde genommen hat sich durch die WHI-Studie nicht allzu viel verändert. Bis neue Daten zur HET vorliegen – eine deutsche Studie mit rund 10 000 Frauen soll unter anderem klären, ob und wie sich das Brustkrebsrisiko unter HET mit hierzulande üblichen Präparaten und Dosierungen verändert –, ist eigentlich nur die Hoffnung gedämpft worden, man könne Herzinfarkt & Co. mit Hormonen nach dem Gießkannenprinzip vorbeugen. Selbstverständlich wäre eine solche Möglichkeit der Prävention ein immenser Hinzugewinn gewesen – schließlich sind Herz-Kreislauf-Erkrankungen in Deutschland der Killer Nummer eins – auch für Frauen. Das »nur« im vorangegangenen Satz bezieht sich vielmehr darauf, dass es eine Vielzahl von Möglichkeiten gibt, Herz und Gefäße auf andere Weise zu schützen – ohne HET.

Das gleiche gilt mit Einschränkung für die Prävention der Osteoporose: Es gibt nicht nur Östrogen, um die Knochen zu schützen. Sie werden diese Möglichkeiten im Kapitel »Wider den Knochenschwund« ab Seite 91 kennen lernen.

Nach wie vor manchmal sinnvoll

Was bleibt also von der HET vorerst übrig? Manche Experten schlagen vor, von Hormontherapie zu sprechen, nicht mehr von Hormon-Ersatz-

Therapie. Denn die Behandlung hat positive Wirkungen, aber auch Risiken und Nebenwirkungen und braucht daher eine Begründung über die einfache Tatsache der Postmenopause hinaus. Sofern keine medizinischen Gründe (Kontraindikationen) vorliegen, die eine HET verbieten – bereits bestehende Gefäßverschlüsse (Thromboembolien) oder hormonabhängige Tumoren (Brust-, Gebärmutterkrebs) –, kann die HET nach wie vor zeitlich begrenzt eingesetzt werden, um die typischen Beschwerden wie Hitzewallungen und Schlafstörungen zu lindern. Wie es auch bislang der Fall war, muss der behandelnde Arzt dabei ganz individuell auf jede einzelne Frau eingehen und sehr genau prüfen, welches Präparat in Frage kommt.

Auf die Frage des Einsatzes von Hormontherapie zum Schutz vor Alterserkrankungen kommen wir noch.

Häufig benutzte Hormonpräparat-Kombinationen

Für die Hormonersatztherapie (HET) stehen zahlreiche Präparate zur Verfügung. Sie können zum einen nach den enthaltenen Östrogenen unterschieden werden, zum anderen nach der Anwendungsform.

Die Östrogenpräparate

Bei der Hormonersatztherapie kommen natürliche Östrogene zum Einsatz, deren Nebenwirkung auf die Leber wesentlich schwächer ist als die der Anti-Baby-Pille, die meist synthetisches Ethinylestradiol oder Mestranol enthält. Seit langem eingesetzt werden Estradiol, Estriol, Estradiolvalerat und die so genannten konjugierten Östrogene (aus Stutenharn gewonnen).

Die Unterschiede zwischen den Östrogenen sind gering. Teilweise werden sie im Körper ineinander umgewandelt, sodass hier keines bevorzugt empfohlen werden soll.

Eine Unterscheidung ist aber wichtig: Estriol (die Östrogen-Form, die in großen Mengen auch am Ende der Schwangerschaft gebildet wird) hilft wie die anderen Östrogene gut gegen Schleimhauttrockenheit im Genitalbereich, hat aber sonst wesentlich geringere Wirkungen im Körper. So wirkt es kaum gegen Osteoporose, stimuliert aber auch kaum das Wachstum von Brustkrebszellen. Aus diesem Grund kann es lokal, das heißt als Zäpfchen oder Creme in der Scheide angewandt werden – auch bei Frauen nach Brustkrebs mit starker Schleimhaut-Trockenheit. Östrogene allein können als Tabletten, in Form verschiedener Pflaster oder als Gel auf die Haut, als Nasenspray, als Depotmedikament in Form eines Scheidenringes sowie eben als Zäpfchen oder Creme angewendet werden.

Die Gestagene

Die Kombination mit einer Gelbkörperhormonkomponente (Gestagen) ist erforderlich, um bei Frauen mit vorhandener Gebärmutter das Risiko für Gebärmutterschleimhaut-Krebs zu bannen. Bei Anwendung von Östrogenen über längere Zeit sollte mindestens über 12 bis 14 Tage pro Monat ein Gestagen mitverabreicht werden. Dazu stehen viele verschiedene Gestagene mit unterschiedlichen Eigenschaften zur Verfügung. Natürliches Progesteron hat eine sehr kurze Halbwertszeit im Körper. Daher werden etwas länger wirksame, chemisch dem Progesteron ähnliche Substanzen als Gestagenkomponente eingesetzt. Außerdem kommen synthetische Gestagene zum Einsatz, die von einem Androgen (männliches Hormon) abgeleitet sind. Sie sind durch chemische Umwandlung so verändert, dass sie an Progesteronrezeptoren im Körper binden, die Schleimhaut der Gebärmutter (wie Progesteron auch) umwandeln und dem von Östrogenen geförderten Schleimhaut-Wachstum entgegenwirken.

Auf alle Substanzen gesondert einzugehen, würde den Rahmen dieses Buches sprengen, da inzwischen ein ganzer Fächer von Gestagenvarianten existiert. Diese unterscheiden sich nicht nur in ihren Halbwertszeiten und ihrer Wirkung auf verschiedene Rezeptoren, sondern wirken auch unterschiedlich auf den Fett- und Insulin-Stoffwechsel, den Widerstand in den Blutgefäßen, den Flüssigkeitshaushalt, auf Akne, Spannungen in der Brust, Haarveränderungen etc.

So wird kombiniert

Grundsätzlich werden zwei Arten der Kombination unterschieden: Östrogen und Gestagen sequentiell (den natürlichen Zyklus nachahmend, zunächst nur Östrogen, in der zweiten Zyklushälfte dann Gestagen dazu) oder kontinuierlich (eine fixe Kombination beider Bestandteile über den gesamten Zyklus hinweg) kombiniert. Mit der abwechselnden Kombination tritt häufig eine Blutung auf, mit der kontinuierlichen Kombination deutlich seltener, weshalb letztere Form von und für Frauen über 55 Jahre oft bevorzugt wird.

Mehr Auswahl an Gestagenen

Im Zusammenhang mit der WHI-Studie sollte ein Hinweis nicht fehlen: in Deutschland stehen wesentlich mehr Gestagene zur Auswahl als in den USA, wo fast 60 Prozent aller Frauen die Kombination mit Medroxyprogesteronacetat (MPA) verwenden – weshalb dieses Gestagen auch in der großen WHI-Studie geprüft wurde. In Deutschland wird MPA nur von sehr wenigen Frauen (etwa 2 Prozent) verwendet. Daher ist die Frage berechtigt, ob alle Ergebnisse auf Deutschland übertragbar sind. Leider gibt es hierzulande bisher keine vergleichbar großen Studien.

Medikamente gegen Hitzewallungen & Co.

Hitzewallungen gehören zu den unangenehmesten Begleiterscheinungen der Wechseljahre. Etwa 60 bis 70 Prozent aller Frauen erleben sie, knapp die Hälfte davon so störend, dass sie sich eine Behandlung da gegen wünschen. Dass Östrogene Hitzewallungen und Schweißausbrüche – und damit auch Schlafstörungen – um 80 bis 90 Prozent reduzieren, ist durch verschiedene Studien gut belegt. Doch eine alleinige Östrogengabe kommt in den meisten Fällen nicht oder allenfalls kurzzeitig in Frage. Der Grund: das damit ansteigende Risiko für Gebärmutterkrebs. Und wie bereits im vorangegangenen Kapitel erläutert, hat eine Kombinationstherapie mit Östrogen und Gestagen nach den Ergebnissen der WHI-Studie doch gewisse Risiken.

Es gibt andere Alternativen, teils Hormone, teils andere Medikamente, die wir Ihnen an dieser Stelle vorstellen wollen. In allen Fällen muss natürlich der Arzt entscheiden, ob eine Anwendung in Frage kommt. Denn selbstverständlich gilt auch bei diesen Mitteln, dass es Fälle gibt, in denen das jeweilige Medikament nicht angewendet werden darf (Kontraindikationen), bzw. dass es zu Nebenwirkungen und Wechselwirkungen mit anderen Medikamenten kommen kann.

Gestagene lindern auch solo

Eines der Gestagene, die in ihrer Wirkung gegen Hitzewallungen getestet wurden, ist der Wirkstoff Megestrolacetat. In Deutschland ist die Substanz zugelassen zur Behandlung von fortgeschrittenem Brust- und Gebärmutterkrebs. Eine doppelblinde und placebokontrollierte Crossover-Studie an 97 Frauen mit Brustkrebs zeigte, dass Megestrolacetat in einer Dosierung von zweimal täglich 20 Milligramm Hitzewallungen um 75 bis 80 Prozent linderte – gegenüber 20 bis 25 Prozent in der Placebogruppe.

Ein weiteres Gestagen – Medroxyprogesteronacetat (MPA) –, das einer Reihe von Patientinnen dreimal im Abstand von zwei Wochen intramuskulär gespritzt wurde, brachte eine Linderung um 90 Prozent, wobei die Wirkung offenkundig mindestens für sechs Monate anhielt. MPA ist auch in Tablettenform erhältlich. Das Medikament wird derzeit in einer großen Studie weiter untersucht.

Auch mit Progesteron-Creme – der Wirkstoff wird über die Haut aufgenommen – konnte im Verlauf von vier Wochen eine Reduzierung der Symptome von 83 Prozent gegenüber 19 Prozent in der Placebo-Gruppe erzielt werden. Auch bei einer Anwendung von zwölf Monaten Dauer blieb der Erfolg erhalten.

Tibolon: Zugelassen gegen Wechseljahresbeschwerden

Tibolon ist ein synthetischer Stoff, der in bestimmten Geweben wie Östrogen wirkt, aber auch (weniger stark) wie ein Gestagen und teilweise wie ein männliches Sexualhormon (Androgen). Die Substanz ist in Deutschland zugelassen gegen »klimakterische Beschwerden als Folge des natürlichen oder therapeutischen Eintritts der Menopause«. Tibolon wurde 48 Wochen lang in einem doppelblinden Versuch in verschiedenen Kliniken getestet. Ein Teil der 437 teilnehmenden Frauen erhielt Tibolon, der andere Teil eine Östrogen-Gestagen-Kombination (also eine »normale« Hormonersatztherapie). Dabei zeigte sich, dass Tibolon ebenso effektiv gegen Hitzewallungen wirkte wie die Hormonersatztherapie.

Neuere Antidepressiva

Bereits in den 1990er Jahren mehrten sich die Hinweise darauf, dass einige der neu entwickelten Mittel gegen Depressionen nicht nur gegen diese wirken, sondern dass sie auch die Hitzewallungen reduzieren.
Die Substanzen wirken, indem sie an den Verbindungsstellen der Nervenzellen untereinander (Synapsen) die Konzentration der Botenstoffe (Neurotransmitter) verändern, die für die Weiterleitung der Signale zwischen Nervenzellen zuständig sind. Diese Wirkung kann sich auch im Hypothalamus zeigen, einer Gehirnregion, die unter anderem für die Regulation der Körpertemperatur von zentraler Bedeutung ist.

Venlafaxin

Einer dieser neueren Wirkstoffe gegen Depressionen ist Venlafaxin. Ein doppelblinder placebokontrollierter Versuch der US-amerikanischen Mayo-Kliniken mit verschiedenen Dosierungen von Venlafaxin

(37,5 mg/Tag; 75 mg/Tag; 150 mg/Tag) erbrachte ermutigende Ergebnisse. Nach vier Wochen Therapie betrug die Reduktion in Sachen Hitzewallungen je nach Dosis 37 bis 61 Prozent – gegenüber 27 Prozent unter Gabe des wirkstofffreien Scheinmedikaments. Allerdings zeigten sich teils die – auch für die anderen – Antidepressiva typischen Nebenwirkungen wie Mundtrockenheit, Übelkeit, Appetitlosigkeit und Darmträgheit.

Fluoxetin

Ein weiterer Newcomer unter den Antidepressiva ist Fluoxetin, der ebenfalls Hitzewallungen lindert. Der Erfolg ist hier mit einer 50-Prozent-Reduktion gegenüber 36 Prozent unter Placebo allerdings nicht ganz so deutlich wie der von Venlafaxin.

Paroxetin

Eine so genannte Pilotstudie – ohne Placebokontrolle und Verblindung – mit dem Antidepressivum Paroxetin erbrachte nach vier Wochen Einnahme eine Reduktion der Hitzewallungen um 67 Prozent. Immerhin 83 Prozent der Frauen, die an der Studie teilgenommen hatten, entschieden sich, das Medikament weiterhin einzunehmen. Die Substanz wird nun in einer besser abgesicherten (doppelblinden, placebokontrollierten) Studie untersucht.

Gabapentin – entwickelt für Epileptiker

Gabapentin ist eine Substanz, die zur Therapie von Epilepsie und verschiedenen Nervenschmerzen zugelassen ist.
Eine sehr kleine Pilotstudie (nur sechs Teilnehmer) der Universität in Rochester erbrachte bereits nach zwei Tagen eine Reduzierung der Hitzewallungen um 75 bis 100 Prozent. Die für das Medikament eigentlich typischen Nebenwirkungen wie etwa Schläfrigkeit, Schwindel oder Übelkeit zeigten sich in diesem Versuch nicht. Auch Gabapentin soll jetzt in einer groß angelegten Studie weiter untersucht werden.

Clonidin brachte häufig Nebenwirkungen

Clonidin ist ein Wirkstoff, der hierzulande in Tablettenform oder als Spritze gegen Bluthochdruck und als Augentropfen gegen erhöhten Augeninnendruck (Glaukom) eingesetzt wird.
Clonidin wurde in mehreren Studien bereits als Mittel zur Reduzierung von Hitzewallungen getestet. Mit einer Reduktion von 37 Prozent gegenüber 24 Prozent bei Placebo in einem Versuch schneidet Clonidin jedoch nicht besonders gut ab, zumal relativ häufig unerwünschte Nebenwirkungen wie Schlafstörungen, Mundtrockenheit und Verstopfung beobachtet wurden.

Vitamin E – leider nur schwach wirksam

Auch über Vitamin E (Tocopherol) wurde in Einzelfällen berichtet, dass es gegen die unangenehmen Hitzewallungen wirkt.
Eine Studie an 120 Brustkrebspatientinnen aus dem Jahre 1998 jedoch erbrachte dafür leider keinen schlüssigen Beweis. Bei einer Dosierung von 800 IE (Internationalen Einheiten) am Tag ergab sich nur eine minimale Besserung: eine Hitzewallung weniger am Tag gegenüber Placebo.

Behandlungsmöglichkeiten bei Blutungsstörungen

Sehr viele Blutungsstörungen sind hormonell bedingt. Vor allem verstärkte und verlängerte Blutungen resultieren aus der durch Progesteron ungebremsten Einwirkung von Östrogenen, wenn die Eisprünge zunehmend seltener werden, weil die Gebärmutterschleimhaut dadurch extrem stark aufgebaut wird. Blutungen dieser Ursache lassen sich daher durch eine korrekt angewandte Hormontherapie (vor allem Gestagene in der zweiten Zyklushälfte) bessern.
Auch manche pflanzlichen Mittel wirken der starken Stimulation des Schleimhaut-Aufbaus entgegen, z.B. Mönchspfeffer-Präparate.

Ausschabung kann Veränderungen aufdecken

Sind hormonelle Therapie-Versuche erfolglos oder ergibt die Untersuchung Anhaltspunkte für andere Ursachen der Blutungsstörungen (z.B. Polypen der Gebärmutterschleimhaut) oder zeigt der Krebsvorsorge-Abstrich Auffälligkeiten, so kann eine Ausschabung (Abrasio) nötig sein. Dabei wird die Schleimhaut des Gebärmutterhalses und des Gebärmutterkörpers getrennt vorsichtig abgeschabt und anschließend sorgfältig feingeweblich untersucht. Manchmal wird vor einer Ausschabung auch eine Gebärmutterspiegelung durchgeführt, um den genauen Sitz von Veränderungen zu erkennen. Diese können dann gezielt untersucht und beseitigt werden.

Vorsicht – Eisenmangel!

Lang anhaltende oder häufige starke Blutungen können zu starker Müdigkeit und Erschöpfung führen. In solchen Fällen kann es durch den Blutverlust zu einem ausgeprägten Eisenmangel kommen, der gegebenenfalls (nach einem Blutbild oder der Messung des roten Blutfarbstoffs) durch Eisenpräparate zum Blutaufbau kompensiert werden muss.

Operative Eingriffe

In manchen Fällen lassen sich besonders hartnäckige Blutungsstörungen auch durch ein Verschorfen der Gebärmutterschleimhaut (Endometrium-Ablation) behandeln. Ein hormoneller Therapieversuch ist jedoch weniger eingreifend als diese kleine Operation, die eine kurze Vollnarkose erfordert. Die Behandlung mit Hormonen sollte deshalb zuerst versucht werden.

Bei verdächtigen oder unklaren Befunden – sowie bei Myomen, die starke Beschwerden verursachen oder schnell wachsen – können größere Operationen zur Entfernung von Myomen, der ganzen Gebärmutter oder unter Umständen auch der Eierstöcke nötig sein.

Medikamente zum Schutz vor Alterserkrankungen

Wie Sie den voran gegangenen Kapiteln entnehmen konnten, sind es vor allem zwei Risiken, die in der Postmenopause stark zunehmen: die Gefahr für Herz-Kreislauf-Erkrankungen sowie das Osteoporoserisiko. Es gibt eine Reihe von Medikamenten, die der Arzt beim Vorliegen bestimmter Risikofaktoren – z.B. erhöhte Blutfettwerte oder verringerte Knochendichte – verordnen kann, damit es nicht zu den schlimmen Folgeschäden wie Herzinfarkt oder Schenkelhalsbrüchen kommt. Sie können größtenteils zusätzlich zu einer HET verordnet werden, aber auch unabhängig davon, wenn eine HET nicht in Frage kommt oder nicht gewünscht wird.

Blutdruckmessung: Was sagen die Werte?

Bei einer Blutdruckmessung bekommen Sie zwei Werte: den systolischen (oberen) und den diastolischen (unteren) Wert.

- Der systolische Wert ist jener Druck, der beim Zusammenziehen (Kontrahieren) des Herzens und somit dem Auswerfen des Blutes aus dem Herzen entsteht.
- Der diastolische Wert ist jener Druck, der während der Entspannung des Herzmuskels herrscht. In dieser diastolischen Phase füllt sich das Herz erneut mit Blut, um es in der systolischen Phase in die Arterien zu pressen.

Der Blutdruck muss runter

In den Köpfen Vieler spukt immer noch die Faustregel herum, der systolische Blutdruck sei noch im grünen Bereich, wenn er »100 plus Lebensalter« beträgt. Das ist definitiv falsch bzw. trifft nur auf Jüngere zu.

- Ideal ist ein Blutdruck über alle Altersgruppen von 120 (systolisch) zu 80 (diastolisch). Wer solche Werte aufweist, muss sich keine Sorgen machen.

- Auch Werte von 130 zu 85 oder unter 140 zu unter 90 sind noch in Ordnung, sollten aber laut Maßgaben der »American Heart Association« (Amerikanische Herz Gesellschaft) unter Kontrolle des Arztes bleiben.
- Alles ab 140 zu 90 aber gilt heutzutage als Bluthochdruck (Hypertonie) und sollte wegen der möglichen Folgeschäden unbedingt behandelt werden.

Das Tückische am Bluthochdruck ist, dass er meist über Jahre so gut wie keine Beschwerden verursacht. Frühe Warnsignale können aber sein: leichte Erregbarkeit, Schlafstörungen, Kopfschmerzen, Blutandrang im Kopf z.B. beim Bücken, Schwindelanfälle sowie Atemnot bei körperlichen Anstrengungen. So ist es auch kaum verwunderlich, dass viele Hochdruckkranke nur durch Routineuntersuchungen von ihrer Hypertonie erfahren. Immerhin jeder zweite Deutsche jenseits der 50 leidet unter Bluthochdruck.

Mittel gegen Bluthochdruck

Bevor der Arzt Medikamente gibt, wird er eine Reihe weiterer Untersuchungen machen und bei niedrigem Gesamtrisiko zunächst versuchen, den Hochdruck ohne Medikamente zu senken. Ist das Herz-Kreislauf-Risiko aber bereits durch andere Faktoren erhöht, bringen die nichtmedikamentösen Methoden keine Besserung oder ist der Hochdruck bereits in einem besorgniserregenden Bereich, wird er den Rezeptblock in die Hand nehmen.

Die Basistherapie gegen Bluthochdruck hat fünf große Wirkstoffgruppen zur Auswahl:

1. Betarezeptorenblocker
2. Diuretika
3. Calciumantagonisten
4. ACE-Hemmer
5. Angiotensin-Rezeptor-Antagonisten

Sie alle senken den Blutdruck, jedoch über verschiedene Wirkprinzipien. Und jede dieser Wirkstoffgruppen hat ihre Stärken – im Sinne von bevorzugten Anwendungsbedingungen – und Schwächen – im Sinne von Kontraindikationen (Bedingungen, unter denen das jeweilige Medikament nicht eingesetzt werden darf) sowie Nebenwirkungen. Die Wahl des richtigen Mittels sowie der richtigen Dosierung ist von so vielen Faktoren abhängig, dass wir an dieser Stelle leider nicht darauf eingehen können.

Beachten Sie bitte

Wichtig für die Patientin zu wissen ist, dass die Medikamente meist erst nach zwei bis vier Wochen ihr Wirkungsoptimum erreichen und deshalb konsequent eingenommen werden müssen. Wichtig ist aber auch, auf unerwünschte Nebenwirkungen zu achten und diese dem Arzt auch mitzuteilen. Nur so lässt sich eine befriedigende Einstellung des Blutdrucks erreichen.

Wenn die Blutfettwerte nicht stimmen

Wie auf Seite 62 geschildert, erhöhen Ablagerungen von Cholesterin und Triglyzeriden (Arteriosklerose) das Risiko für Herz-Kreislauf-Erkrankungen ganz erheblich. Als normal gelten folgende Blutfettwerte:

- Gesamtcholesterin (LDL + HDL) kleiner 200 Milligramm pro Deziliter Blut (mg/dl)
- Triglyzeride kleiner 200 mg/dl
- Verhältnis LDL-Cholesterin zu HDL = 3 : 1

Auch höhere Gesamtcholesterinwerte sind noch annehmbar, doch nur unter bestimmten Bedingungen: Wenn keine weiteren Risikofaktoren (Rauchen, Bluthochdruck, Diabetes, Übergewicht, bestehende Herzkrankheiten, Herzkrankheiten bei direkten Verwandten) vorliegen und wenn der Quotient aus LDL-Wert und HDL-Wert möglichst niedrig ist.

Grundsätzlich gilt: Je mehr andere der genannten Risikofaktoren vorliegen, desto besser sollten die Blutfettwerte sein.
Abgesehen von der ererbten Form einer Fettstoffwechselstörung (familiäre Hypercholesterinämie) lassen sich die Werte oft gut durch ein Ausschöpfen nichtmedikamentöser Möglichkeiten verbessern. Zu diesen Varianten erfahren Sie mehr ab Seite 106.

Mittel gegen zu hohe Blutfettwerte

Doch unter bestimmten Bedingungen bzw. wenn nichtmedikamentöse Verfahren nicht in Frage kommen oder keine deutliche Besserung bringen, kann der Arzt Medikamente einsetzen:

- Fibrate – sie greifen vermutlich in den Fettstoffwechsel der Leber ein und senken dadurch den LDL-Wert,
- Nikotinsäure, die in erster Linie die freien Fettsäuren (Triglyzeride) verringert und damit auch zu niedrigeren LDL-Werten führt,
- Austauscherharze – sie zwingen die Leber, aus dem vorhandenen LDL-Cholesterin Gallensäuren zu bilden, indem sie die Wiederverwendung der Gallensäuren aus dem Darm verhindern (Gallensäuren dienen im Darm der Fettverdauung),
- Hemmstoffe der Cholesterinsynthese in der Leber – dadurch wird die Leber gezwungen, einen höheren Anteil des vom Körper benötigten Cholesterins aus der Nahrung zu beziehen und weniger selbst herzustellen. Folge: Die LDL-Werte im Blut werden gesenkt.

Wider den Knochenschwund

Am Anfang verläuft der fortschreitende Verlust von Knochensubstanz meist ohne spürbare Symptome. Nach und nach kann es jedoch oftmals durch Brüche an den Wirbelkörpern der Wirbelsäule zu einer Rundrückenbildung und/oder auch einer Abnahme der Körpergröße kommen. Bei den Betroffenen treten Muskelverspannungen im Bereich der Rückenmuskulatur und Rückenschmerzen auf. Theoretisch sind nun meist alle Knochen stärker bruchgefährdet. Gehäuft treten jedoch die bereits erwähnten Wirbelbrüche sowie Brüche an den Unterarmen sowie im höherem Alter am Oberschenkelhalsknochen auf.

Empfehlenswert – die Knochendichtemessung

Um die Diagnose »Osteoporose« abzusichern, wird der Arzt neben einer Befragung und klinischen Untersuchung auch ein Blutbild machen lassen. Dies dient ihm in erster Linie dazu, andere mögliche Knochenerkrankungen auszuschließen. Zudem wird er unter Umständen die Brust- oder Lendenwirbelsäule röntgen lassen oder zu einer Knochendichte-Messung (Osteodensitometrie) raten. Ohne dass ein Knochenbruch vorhanden ist, wird diese Messung zur Zeit nicht von den Kassen übernommen, sondern gilt als sogenannte IGEL (individuelle Gesundheits-Leistung). Das sollte Sie nicht abschrecken, wenn Rückenschmerzen oder Risikofaktoren eine Osteoporose denkbar erscheinen lassen: Eine Knochendichtemessung kostet nur etwa so viel wie ein Friseurbesuch. Quantitative Ultraschallmessungen werden vielfach ebenfalls angeboten, diese Methode ist aber bisher noch wenig standardisiert und daher etwas weniger verlässlich als die anderen Verfahren.
Ein häufiger Befund ist eine Osteopenie, d.h. eine leicht erniedrigte Knochendichte. In den USA wurde dies bei 40 Prozent aller Frauen über 50 gefunden. Ein solcher Befund stellt noch keine Osteoporose dar und hat keinen Krankheitswert. Wenn aber Risikofaktoren (siehe Seite 58) hinzukommen, dann sind vorbeugende Medikamente gegen einen weiteren Knochenabbau sinnvoll. Eine echte Osteoporose, also eine stark erniedrigte Knochendichte, oder schon vorhandene Wirbelkörpereinbrüche müssen unbedingt behandelt werden.

Mittel gegen Osteoporose

Neben der Basisbehandlung mit einer ausreichenden Kalzium- und Vitamin-D-Zufuhr, physiotherapeutischen Maßnahmen (Muskelaufbau, Koordination, Reaktionsvermögen) sowie eventuell einer Schmerzbehandlung, kommen zur medikamentösen Therapie neben HRT zwei neue Medikamentenklassen in Frage: Bisphosphonate und Selektive

Estrogen Rezeptor-Modulatoren (SERMs). Beide Medikamente senken bei an Osteoporose erkrankten Menschen das Bruchrisiko an den Wirbelkörpern sehr deutlich. Für zwei Bisphosphonate (Alendronat und Risedronat) ist außerdem nachgewiesen, dass sie auch das Risiko für Brüche im Bereich der Hüfte verringern. Raloxifen senkt zusätzlich das Brustkrebsrisiko und verbessert den Fettstoffwechsel. Weitere Mittel sind Fluoride, Calcitonin und Stoffwechselprodukte von Vitamin-D (Calcitriol, Alpha-Calcidol).

Neue Medikamente sind noch nicht langzeiterprobt

Wie die Östrogene erhöhen auch SERMs das Risiko für Thrombosen, während Bisphosphonate für Menschen mit sehr empfindlichem oder vorerkranktem Magen problematisch sein können. Ein Vorteil könnte sein, dass nach ein bis drei Jahren Behandlung der Effekt länger vorhält. Wie lange, ist noch nicht bekannt – überhaupt fehlen noch Langzeitbeobachtungen für diese neuen Substanzen.

Alle diese Medikamente haben ihre Einsatzgebiete und Nebenwirkungen, die Sie und Ihr Arzt speziell für Ihre Person berücksichtigen müssen. Die Chancen und Risiken der Hormonersatztherapie haben wir ja bereits erörtert, sie erhält die Knochendichte gut, aber der Effekt verschwindet einige Zeit nach dem Absetzen, sodass ein anderes Mittel gegen Osteoporose nötig werden kann.

Natürliche Alternativen?

Wir haben Ihnen erzählt, welche Beschwerden während und nach der Perimenopause auftauchen und welche gesundheitlichen Risiken die Postmenopause mit sich bringen kann. Wir haben Ihnen auch gesagt, dass die Hormonersatztherapie zur zeitlich befristeten Linderung der Beschwerden nach wie vor in Frage kommt. Was jedoch die Dauergabe in der Postmenopause angeht, so sind momentan mehr Fragen offen als beantwortet. Ganz sicher sollte der zu erwartende Nutzen einer Hormonersatztherapie die zu erwartenden Risiken für die Anwenderin übersteigen. Dass dies nicht für alle Frauen nach den Wechseljahren gegeben ist, hat die WHI-Studie bewiesen.

Aus diesem Grunde möchten viele Frauen andere, nichthormonelle Methoden zur Risikoprophylaxe nutzen. Um diese – sowie um natürliche Methoden, auch die typischen perimenopausalen Beschwerden zu lindern – soll es in diesem Kapitel gehen.

Phytoöstrogene: Asiatinnen und ihr Lebensstil

Vermutlich haben Sie bereits einmal etwas von den so genannten sekundären Pflanzenstoffen gehört. Es handelt sich dabei um Duftstoffe, Farbstoffe und Aromen unterschiedlicher Zusammensetzung, mittels derer die Pflanze beispielsweise Schmetterlinge anlockt oder Fressfeinde abschreckt. Sie sind also eigentlich alles andere als »sekundär«, da sie für das Überleben der jeweiligen Spezies in vielen Fällen von großer Bedeutung sind.

Die Bezeichnung »sekundär« kommt vielmehr daher, dass diese Substanzen nicht für das Wachstum entscheidend sind, wie etwa Stärke. Zu diesen sekundären Pflanzenstoffen, die wir tagtäglich mit unserer Nahrung aufnehmen, zählen auch die Phytoöstrogene.

Bisher hauptsächlich Erfahrungswerte bekannt

Wie der Name schon sagt, sind es pflanzliche (griechisch: Phyto) Substanzen, die im Körper wie Östrogene wirken – manchmal allerdings auch gerade umgekehrt (antiestrogen). Vermutungen über die Phytoöstrogene basieren zu einem Teil auf epidemiologischen Untersuchungen, bei denen etwa Unterschiede im Auftreten verschiedener Krankheiten zwischen beispielsweise Japan und Deutschland im Blickpunkt stehen. Ein Teil des Wissens über diese Substanzen resultiert aus Tierversuchen und so genannten In-vitro-Versuchen, bei denen (menschliche) Zellen im Reagenzglas auf ihre Reaktionen getestet werden. Diese haben erstaunliche Fähigkeiten der Phytoöstrogene ans Licht gebracht. Endgültig urteilen werden wir jedoch frühestens dann können, wenn wir groß und langfristig angelegte prospektive Studien – Studien, die in die Zukunft geplant werden, um ganz bestimmte Sachverhalte zu klären – zur Verfügung haben. Dennoch: Phytoöstrogene sind aussichtsreiche Kandidaten für so etwas wie eine »natürliche Hormonersatztherapie«.

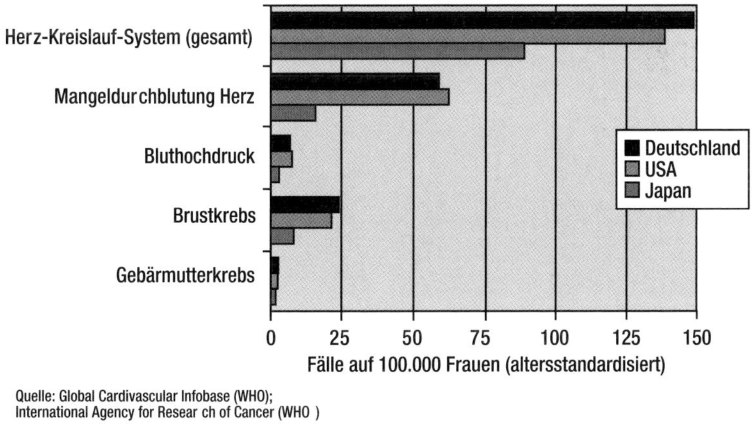

Todesfälle pro Jahr aufgrund verschiedener Krankheiten in Deutschland, Japan und den USA

Japanerinnen leben länger

Die Lebenserwartung von jetzt geborenen US-Amerikanerinnen liegt bei 79,5 Jahren, für deutsche Frauen bei 81,1 Jahren und für Japanerinnen bei 84,7 Jahren. Steigt man noch etwas tiefer in die Statistiken ein, so zeigt sich, dass Asiatinnen und insbesondere Japanerinnen deutlich seltener als deutsche und amerikanische Frauen an Krankheiten des Herz-Kreislauf-Systems, Brustkrebs und Gebärmutterkrebs sterben (siehe Grafik Seite 95).

Japanerinnen sind Leichtgewichte

Ein sehr wichtiger Unterschied besteht zwischen Japanerinnen und westlichen Frauen: Weißhäutige (kaukasische) Frauen sind im Mittel 18 Kilogramm schwerer bei sechs bis sieben Zentimeter Größenunterschied.

In einer großen Studie perimenopausaler Frauen in den USA (Study of Women's Health Across the Nation – SWAN) wogen über die Hälfte der Japanerinnen bis zu 55 Kilogramm, nur 24 Prozent waren schwerer als 60 und keine wog über 80 Kilogramm. Dagegen waren zehn Prozent der weißen Amerikanerinnen über 100 Kilogramm schwer.

Kein Wunder also, wenn die Gesundheitsrisiken und die Lebenserwartung ungleich verteilt sind, da ja Übergewicht als Risikofaktor für diverse Zivilisationserkrankungen eindeutig bewiesen ist.

Ernährung und Lebensstil sind gesünder

Für die deutlich niedrigeren Risiken bei japanischen Frauen, an den typischen ernsten Krankheiten der Peri- und Postmenopause zu leiden, wird in erster Linie die Ernährung mit weniger Fett, mehr Ballaststoffen, grünem Tee und Sojaprodukten verantwortlich gemacht. Zum anderen aber spielen wohl auch andere Unterschiede in der Lebensweise eine Rolle. Denn in Einwandererfamilien in die USA stiegen die Risiken bei denen, die sich der westlichen Lebensweise und Ernährung anpassten.

Auffällig ist dennoch, dass Japanerinnen offenbar deutlich seltener unter Hitzewallungen zu leiden haben. So hat ein Vergleich ergeben, dass knapp 50 Prozent der Frauen im kanadischen Staat Manitoba während der Perimenopause sowie in der Postmenopause unter Hitzewallungen leiden.
Bei Japanerinnen hingegen beträgt der Anteil nur knapp 13 Prozent während der Perimenopause und mit knapp 11 Prozent sogar noch weniger in der Postmenopause. Auch dabei könnte die Ernährung eine bedeutsame Rolle spielen.

Soja: Top-Lieferant für Phytoöstrogene

Zu den Phytoöstrogenen zählen vor allem zwei Familien von sekundären Pflanzenstoffen: die so genannten Lignane in Getreide, Leinsamen, Kirschen, Äpfeln, Birnen, Möhren, Knoblauch, Fenchel und Zwiebeln sowie die Isoflavone aus Sojabohnen, Rotklee, Linsen, Bohnen und Kichererbsen.

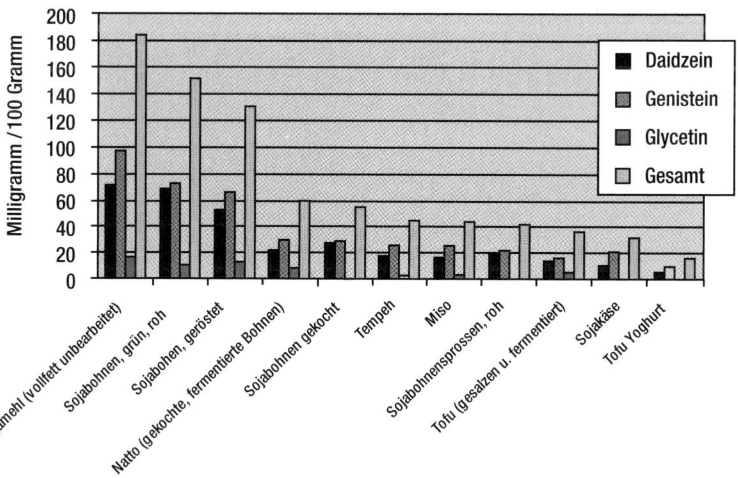

Isoflavongehalt ausgewählter Nahrungsmittel

Die mengenmäßig bedeutsamsten Phytoöstrogene sind Genistein, Daidzein und Glycetin, die zu den Isoflavonen gehören. Während sie beispielsweise in Linsen oder Kichererbsen nur in sehr geringen Dosen enthalten sind, strotzen Sojabohnen geradezu vor diesen Phytoöstrogenen (siehe Grafik Seite 97).
Je stärker aufbereitet Sojaprodukte sind, desto geringer ist ihr Isoflavongehalt, so enthalten Tofu-Joghurt und Sojakäse nur noch ein Sechstel der Menge, die in rohen Sojabohnen vorhanden ist.

Konkurrenz für körpereigenes Östrogen

Zwei dieser Isoflavone sind biologisch besonders aktiv: Genistein und Daidzein. Zwar entspricht die Wirkung von Genistein nur etwa einem 500stel der Wirkung des hierzulande häufig verschriebenen Östrogens 17-Beta-Estradiol, Daidzein sogar nur etwa einem 8000stel. Doch die Bindung an die Östrogenrezeptoren im Gewebe z.B. der Gebärmutter oder der Brustdrüsen ist dafür deutlich höher als die des körpereigenen Östrogens Estradiol – für Genistein etwa das 50-fache. Mit anderen Worten: Die Phytoöstrogene konkurrieren mit natürlichem Östrogen um die selben Bindungsstellen; und haben sie sich erst einmal festgesetzt, lassen sie nicht mehr so leicht los.
Und noch ein weiterer Faktor verstärkt die Verfügbarkeit von Phytoöstrogenen im Körper: Östrogen ist im Blut an einen Eiweißstoff namens SHGB (sex hormone binding globulin; Sexualhormon-Bindungs-Globulin) »gebunden«. In dieser Form – gebunden an SHGB – ist das Östrogen jedoch nicht wirksam, sondern nur in der freien Form, in der es in die Zellen eindringt. Hier haben Phytoöstrogene die Nase vorn, da sie nur zu einem geringen Teil von SHGB gebunden werden. Folge: Sie zirkulieren in relativ hohen aktiven Konzentrationen im Blut und kommen daher trotz ihrer geringeren biologischen Wirksamkeit zum Zuge. So wird verständlich, dass Sojaprodukte tatsächlich schwache östrogenartige Wirkungen haben können, mit allen Vor- und Nachteilen.

Was ist zu der Wirkung bisher bekannt?

Vergleichstudien zeigen, dass japanische Frauen ein geringeres Risiko für die meist auf eine Osteoporose zurückzuführenden Hüftknochenbrüche haben als etwa Frauen in der Schweiz. Während sich in der Schweiz etwa 450 von 100 000 Frauen über 60 einen Bruch des Hüftknochens zuziehen, liegt die Rate in Japan nur bei 285 von 100 000. Ob diese Schutzwirkung tatsächlich Folge der Phytoöstrogen reichen Ernährung der Japanerinnen ist, ist nicht bewiesen.

Fest steht, dass die Isoflavone Genistein und Daidzein östrogene Effekte in Zielgeweben haben. Ein – verglichen mit einem Plazebo – um 15 Prozent stärkerer Effekt auf Hitzewallungen konnte nachgewiesen werden.

Allerdings gibt es auch Beobachtungen in Tierversuchen über wachstumsfördernde Wirkungen auf Brustkrebs-Tumoren, die sogar den Effekt von hormonellen Brustkrebstherapien verringerten. Von einer garantierten Unschädlichkeit bei der Anwendung von Sojaprodukten über viele Jahre kann daher nicht die Rede sein, dazu ist hier die Datenlage bisher viel zu dünn.

Was Sie daraus lernen können

Die vorliegenden Untersuchungen haben gezeigt, dass Phytoöstrogene – wir reden hier fast ausschließlich über die Isoflavone Genistein und Daidzein aus Sojaprodukten – wirksam gegen perimenopausale Beschwerden sein können.

Eine Japanerin nimmt mit der traditionellen japanischen Kost im Schnitt 25 bis 45 Milligramm Isoflavone zu sich. In westlichen Ländern wie Deutschland kommen Frauen auf durchschnittlich weniger als 5 Milligramm. Dabei ist es sehr einfach, in Sachen Isoflavone japanische Dimensionen zu erreichen: 100 Gramm Sojasprossen enthalten gut 40 Milligramm Daidzein und Genistein.

Was pflanzliche Medikamente bringen

Sanfte Medizin: Das ist für die meisten von uns in erster Linie der Gebrauch von Heilpflanzen. Und natürlich wurden und werden in den verschiedensten Kulturen auch verschiedene Heilpflanzen gegen Frauenbeschwerden eingesetzt – bei den nordamerikanischen Indianern die Traubensilberkerze, Dong Quai in China, Mönchspfeffer bei den alten Griechen und die wilde Yamswurzel in Mexiko. In diesem Kapitel wollen wir Ihnen die wichtigsten Heilpflanzen vorstellen und im Lichte der Forschung einer kritischen Betrachtung unterziehen.

Traubensilberkerze

Die Traubensilberkerze (*Cimifuga racemosa*) gehört zur Familie der Hahnenfußgewächse. Sie wird bis zu zwei Meter hoch und gedeiht in den USA, Kanada, Europa sowie Asien.

Von den Indianern Nordamerikas wurde die Traubensilberkerze bereits bei schmerzhaften Regelblutungen und anderen Schmerzzuständen angewandt. Im Europa des 19. Jahrhunderts setzte man einen alko-

Bitte beachten Sie

Da die Inhaltsstoffe der Traubensilberkerze auf Östrogenrezeptoren einwirken, könnte es theoretisch auch zu unerwünschten Wirkungen wie einem Wachstum der Brustdrüsenzellen kommen. Diese Befürchtung wurde zwar in einer wissenschaftlichen Arbeit verneint. Dennoch wird in Deutschland nicht empfohlen, Extrakte der Traubensilberkerze länger als sechs Monate anzuwenden – es liegen einfach keine Langzeituntersuchungen vor, so dass die möglichen Risiken nicht abzuschätzen sind. Zudem sollten Schwangere und Stillende sowie Patientinnen mit hormonabhängigen Tumoren (Brustkrebs; Gebärmutterkrebs) die Traubensilberkerze nicht anwenden. Mit wenigen Ausnahmen sind die Präparate zwar nicht rezeptpflichtig. Allerdings empfehlen wir Ihnen eine Einnahme nur in Absprache mit Ihrem Gynäkologen.

holischen Wurzelextrakt der Pflanze bei menstruellen und menopausalen Beschwerden ein. Aus gutem Grund, denn medizinisch gesichert ist, dass Inhaltsstoffe der Traubensilberkerze an Östrogenrezeptoren andocken und offenbar die Bildung des Hypophysenhormons LH (Luteinisierendes Hormon) unterdrücken. Auf diese Weise wirkt die Pflanze tatsächlich gegen die Symptome des prämenstruellen Syndroms, schmerzhafte Regelblutungen sowie Symptome des Klimakteriums und wird deshalb in Deutschland gegen diese Beschwerden befürwortet. Die genauen Wirkmechanismen allerdings sind den Wissenschaftlern nach wie vor ein Rätsel.

Eine Vielzahl von Präparaten

Heutzutage muss natürlich niemand mehr die Wurzeln der Traubensilberkerze selbst sammeln und verarbeiten. Es sind in den Apotheken derzeit 58 verschiedene Präparate mit Extrakten der Traubensilberkerze erhältlich. Diese enthalten teils homöopathische Verarbeitungen der Pflanze, teils die tatsächlichen Inhaltsstoffe. In medizinischen Studien wird meist das Produkt mit dem Handelsnamen Remifemin verwendet, weil es die aller Wahrscheinlichkeit nach wirksamen Inhaltsstoffe der Pflanze in fest definierten Anteilen enthält.

Mönchspfeffer

Die Früchte des Mönchspfeffers oder Keuschlamms (*Vitex agnus-castus*) wurden im alten Griechenland verwendet, weil sie angeblich die sexuelle Lust mindern. Diese vermeintliche Wirkung steckt bereits im Namen: »agnos« ist griechisch und bedeutet »keusch«, »rein«. Auch die deutschen Bezeichnungen »Mönchspfeffer« und »Keusch-lamm« deuten auf eben diese Verwendung hin. Während des Mittelalters allerdings wurde die Pflanze nicht nur für diesen Zweck eingesetzt, sondern auch zur Förderung der Regelblutung und des Milchflusses bei stillenden Müttern.

Bewährt bei »Frauenbeschwerden« vieler Art

In der Tat wirken die Inhaltsstoffe des Mönchspfeffers auf die Ausschüttung verschiedener Hormone ein, neben anderen auf Prolaktin sowie auf das luteinisierende Horm (LH). In Deutschland sind in den Apotheken insgesamt 44 fast ausschließlich rezeptfreie Präparate mit Mönchspfeffer zu haben, zum Teil in homöopathischen Verarbeitungen. Die Hauptanwendungsgebiete sind prämenstruelle Beschwerden, Zyklusunregelmäßigkeiten und Spannungsgefühl der Brüste (Mastodynie). Einige Präparate sind jedoch laut Beipackzettel auch ausdrücklich gegen Beschwerden während der Wechseljahre gedacht. Diese Wirkung ist zwar nicht durch Studien belegt. Aufgrund der übrigen Anwendungsgebiete liegt es jedoch nahe, dass Mönchspfefferpräparate auch hier helfen können. Unter der Therapie ist eine verstärkte Neigung zu funktionellen Zysten an den Eierstöcken möglich. Treten solche Zysten auf, sollten die Präparate abgesetzt werden – die Zysten gehen im Verlauf weniger Wochen zurück.

Bitte beachten Sie

Mönchspfeffer darf nicht angewendet werden bei Tumoren der Hirnanhangdrüse (z.B. Prolaktinom) und der Brust (Mammakarzinom). Bei gleichzeitiger Verwendung von so genannten Dopaminrezeptor-Antagonisten – diese werden unter anderem bei psychischen Erkrankungen eingesetzt – kann es zu einer gegenseitigen Wirkungsabschwächung kommen.

Dong Quai

Dong Quai (*Angelica sinensis*) ist ein weiß blühendes Kraut, das in Höhenlagen Chinas, Koreas und Japans gedeiht. In der traditionellen chinesischen Medizin (TCM) wird die Wurzel des Dong Quai von altersher gegen die Beschwerden des prämenstruellen Syndroms, Regelschmerzen und Wechseljahresbeschwerden verordnet.

Studien in Bezug auf Hitzewallungen und andere Symptome konnten jedoch keinen eindeutigen Effekt nachweisen. Kräuter werden in der chinesischen Heilkunde allerdings nur selten einzeln verwendet, sodass eine mögliche Wirkung auf Wechseljahresbeschwerden eventuell gar nicht auf Dong Quai, sondern vielmehr auf andere Kräuter zurückzuführen ist.

Bitte beachten Sie

Zusätzlich zu der nicht gesicherten Wirkung ist Dong Quai ohnehin mit Vorsicht zu genießen. So enthält die Wurzel Substanzen, die bei gleichzeitigem Gebrauch blutungshemmender Medikamente zu einer verstärkten Blutungsneigung führen können. Zudem ist in Dong Quai ein krebserregendes essenzielles Öl enthalten, sodass manche Autoren vor dem Gebrauch von Dong Quai ausdrücklich warnen.

Wilde Yamswurzel

Die wilde Yamswurzel (*Dioscorea villosa*) enthält eine Vorläufersubstanz des Hormons Progesteron namens Diosgenin. Aufgrund dessen wird Extrakten der Yamswurzel eine positive Wirkung auf Wechseljahrsbeschwerden zugeschrieben. Das Problem ist nur: Im Labor lässt sich aus Diosgenin wunderbar Progesteron herstellen, im menschlichen Körper hingegen nicht. So ist es auch kein Wunder, dass eine Studie aus dem Jahre 2001 keine Unterschiede im Auftreten von Hitzewallungen und Schweißausbrüchen zwischen Frauen, die Yams erhielten, und jenen mit Placebomedikation feststellen konnte.

Sport als Allheilmittel

Bewegung macht schlank, hält jung, gesund und macht glücklich. Nichts als Werbesprüche? Ganz im Gegenteil. Sportliche Aktivität ist das ganze Leben lang wichtig. Doch in Anbetracht der menopausalen

Beschwerden und der mit der hormonellen Veränderung einhergehenden erhöhten Risikolage, ist Sport für Frauen während der Perimenopause und danach von ganz besonderer Bedeutung. Um diese Bedeutung soll es in den folgenden Abschnitten gehen.

Bewegung gegen Hitzewallungen

Eine schwedische Studie aus dem Jahre 1998 untersuchte das Auftreten mittelschwerer bis schwerer Hitzewallungen bei sportlich aktiven und inaktiven Frauen der Altergruppe 54/55 Jahre. Ergebnis: Während 44 Prozent der Sportmuffel unter moderaten bis starken Hitzewallungen litten, waren es unter den Aktiven nur 22 Prozent, die Hälfte also. Betrachtet man nur das Auftreten starker Hitzewallungen, so ist der Effekt laut dieser Studie sogar noch eindrucksvoller: Gegenüber 14 bis 16 Prozent in der inaktiven Frauengruppe waren nur 5 Prozent der sportlich Aktiven betroffen, ein Drittel also.

Welcher Mechanismus genau dahinter steckt, ist noch unklar. Die Forscher vermuten jedoch, dass Sport die Hirnanhangdrüse zur verstärkten Freisetzung so genannter Beta-Endorphine anregt. Endorphine sind körpereigene Nervenbotenstoffe bzw. Hormone, die wie Morphium schmerzlindernd wirken. Doch in ihrer Funktion als Neurotransmitter können sie auch auf andere über Nerven vermittelte Vorgänge Einfluss

»Couchpotatoes« leben gefährlich

In einem umfangreichen 278 Seiten starken Report kommt das U.S. Department of Health and Human Services aufgrund einer Vielzahl von Studien zu folgendem Ergebnis: »Couchpotatoes« haben ein deutlich erhöhtes Gesamt-Sterberisiko – also an allen Todesursachen wie z.B. Herzinfakt und Krebs – im Vergleich zu Personen mit einem guten Fitnesszustand. Selbst Menschen, die bisher eher weniger mit Sport am Hut hatten, konnten in einer Studie ihr Gesamt-Sterberisiko durch regelmäßiges Training senken: um 64 Prozent.

nehmen – so vermutlich auch auf das Entstehen von Hitzewallungen. Auch von Östrogenen ist bekannt, dass sie die Beta-Endorphin-Freisetzung stimulieren. Die lindernde Wirkung der Hormonersatztherapie auf Hitzewallungen wird teilweise auf eben diesen Prozess zurückgeführt.

Runter mit den Pfunden

Es ist bekannt, dass Übergewicht das Risiko für eine Reihe von Erkrankungen erhöht, von Diabetes (Zuckerkrankheit) bis zu Herzinfarkt und Schlaganfall. Was kann Sport dagegen tun?
Eine Studie mit 485 Frauen, die bei Studienantritt 42 bis 50 Jahre alt waren, untersuchte den Gewichtszuwachs der Frauen in einem Zeitraum von drei Jahren. Ergebnis: Unabhängig davon, ob die Frauen sich vor, während oder nach der Perimenopause befanden, betrug die durchschnittliche Gewichtszunahme 2,25 Kilogramm. Schicksal? Keineswegs. Eine andere Studie fand heraus, dass ein Walking-Programm (vier Tage in der Woche über neun Wochen bei 80 Prozent der maximalen Herzfrequenz) nicht nur die Fitness von Herz und Kreislauf verbessert, sondern auch die Fettreserven schmelzen lässt. Dabei zeigte sich, dass Frauen in der Prämenopause in erster Linie ihren Körperfettanteil reduzierten, insgesamt jedoch kaum an Gewicht verloren. Die postmenopausalen Frauen reduzierten ebenfalls ihren Körperfettanteil, brachten jedoch anschließend auch insgesamt weniger Gewicht auf die Waage.

Nieder mit dem Bluthochdruck

Verschiedene Studien konnten bereits zeigen, dass regelmäßige sportliche Betätigung das Risiko, an einem Bluthochdruck zu erkranken, um knapp 20 bis 30 Prozent senken kann. Doch wie wirkt sich Sport aus, wenn bereits ein Bluthochdruck besteht?
Auch darüber gibt es Studien. So kamen zwei so genannte Metaanalysen – die Auswertung verschiedener vorangegangener Untersuchungen zum Thema – zu dem Schluss, dass sich durch Sport sowohl der

systolische als auch der diastolische Blutdruck im Schnitt um etwa 6 bis 7 mmHg (Millimeter Quecksilbersäule) senken lässt. Sport bedeutet in diesem Zusammenhang Ausdauertraining (Walking, Joggen, Biken, Schwimmen), drei- bis viermal die Woche je 30 bis 60 Minuten.

Blutfettwerte und Arteriosklerose

Dass erhöhte LDL-Cholesterin-Werte und erniedrigte HDL-Cholesterin-Werte zu Ablagerungen in den Adern (Arteriosklerose) führen können, haben Sie bereits an anderer Stelle erfahren. Dabei gilt: Je höher die Werte des »guten« HDL-Cholesterins und je niedriger die LDL-Werte, umso geringer die Gefahr.
Mehrere Studien nun haben belegt, dass regelmäßiges Ausdauertraining zu deutlich höheren HDL-Spiegeln führt – 20 bis 30 Prozent höher als bei Sportmuffeln. Dabei zeigte sich auch zweierlei: Dass moderates Ausdauertraining im Sinne der oben genannten Definition (drei- bis viermal die Woche je 30 bis 60 Minuten) genau so gut wirkt wie ein intensiveres Training. Zudem ergaben Studien, dass auch erhöhte Triglyzerid-Werte – sie sind ebenfalls ein Risikofaktor für Herzinfarkt & Co. – durch Ausdauersport effektiv gesenkt werden.

Herzinfarkt? Nein danke!

Angesichts der Tatsache, dass Ausdauersport Übergewicht abbaut bzw. verhindert, den Blutdruck senkt bzw. stabil hält und die Blutfettwerte verbessert, mutet es fast schon banal an zu sagen, dass Sport das Risiko von Herz-Kreislauf-Erkankungen deutlich senkt. So ist es auch kein Wunder, dass die allermeisten Studien zu genau diesem Ergebnis gekommen sind. Speziell auf das Risiko von Frauen jedoch sind nur die wenigsten Untersuchungen eingegangen – die meisten wurden an Männern durchgeführt. Glücklicherweise hat uns die große WHI-Studie auch hierzu Daten geliefert. Denn es gab nicht nur die erwähnten Interventionsstudien mit HET bzw. Östrogenen allein, sondern auch einen rein beobachtenden Teil mit Daten von 73 743 Frauen. Dabei zeigte sich, dass sowohl leichtes Ausdauertraining (Biking, Walking etc.) für jeweils 30 Minuten an (fast) allen Tagen der Woche oder 2,5 Stunden intensives Training (Aerobic, Joggen, Tennis) in etwa den gleichen Effekt haben: eine Risikosenkung um ca. 30 Prozent.

Stärken Sie Ihre Knochen

Prinzipiell gilt: Je höher die Knochendichte beim Eintritt in die Perimenopause, desto geringer das Risiko in den Folgejahren. Und: Wer möglichst viel Zeit seines Lebens Sport getrieben hat, hat eine höhere Knochendichte. Wie aber sieht es für Frauen aus, die in der Prämenopause wenig oder gar keinen Sport ausgeübt haben? Können auch ihre Knochen profitieren, wenn sie damit anfangen?

Auch wenn die Studienlage nicht ganz eindeutig ist, lässt sich zumindest so viel sagen: Selbst wer erst in der Postmenopause mit dem Training beginnt (Walking, Krafttraining, Schwimmen etc.), wird die zu diesem Zeitpunkt bestehende Knochenmasse länger erhalten, da zumindest der Verlust an Substanz reduziert wird.

Welcher Sport für wen?

Vermutlich haben die in den vorangegangenen Abschnitten angerissenen Vorteile von Sport Sie überzeugt, dass auch Sie aktiver werden sollten, wenn Sie es nicht ohnehin bereits sind. Doch worauf sollten Sie achten, wenn Sie beginnen wollen? Zunächst sollte jeder Neueinsteiger zum Arzt und sich gründlich durchchecken lassen. Besonders wichtig ist es dabei, dass ein Belastungs-EKG gemacht wird, um einerseits möglicherweise bestehende Herzkrankheiten auszuschließen und andererseits die maximale Herzfrequenz zu ermitteln.

Wenn gesichert ist, dass nichts gegen eine sportliche Aktivität spricht bzw. klar ist, wie viel Sie sich am Anfang zumuten dürfen (Herzfrequenz), taucht natürlich die Frage auf: Was soll ich tun?

Der Einstieg ins Ausdauertraining

Optimal für fast alle der genannten Vorteile sportlicher Aktivität ist eine Ausdauersportart. Wer (noch) übergewichtig ist, sollte keinesfalls mit dem Joggen beginnen. Das belastet die Gelenke zu sehr. In einem solchen Fall bieten sich Walking, Biken oder Schwimmen an. Ist erst einmal ausreichend Übergewicht abgebaut, kommt natürlich auch das Joggen in Frage.

Doch ganz gleich, womit Sie beginnen. Wichtig ist es, sich langsam zu steigern. Ein Neueinsteiger etwa sollte in keinem Fall versuchen, gleich 30 Minuten im Stück zu laufen, sondern häppchenweise vorgehen. Etwa so: Zwei Minuten laufen, eine Minute gehen, zwei Minuten laufen, eine Minute gehen ... Und das für insgesamt (Laufen + Gehen) 30 Minuten. Eine oder zwei Wochen später laufen Sie dann drei Minuten, um eine Minute zu gehen usw.

Nach einer Weile sind Sie dann soweit, eine halbe Stunde im Stück traben zu können. Je nachdem, welche Sportart Sie sich aussuchen, sollten Sie sich schlau machen, wie Sie am besten starten können.

Bloß nicht übertreiben!

Bei allen sportlichen Aktiviäten ist es wichtig, sich nicht zu überlasten. Nur wer bei etwa 60 bis 70 Prozent seiner maximalen Leistungsfähigkeit trainiert (die Herzfrequenz ist dafür ein sehr zuverlässiges Messinstrument), wird auch tatsächlich vom Sport profitieren. Hier gilt nicht etwa »viel hilft viel«. Das Gegentel ist der Fall: Wer zu viel tut, schadet sich.

Zur Ergänzung: Gymnastik

Da es jedoch auch darauf ankommt, die Beweglichkeit zu erhalten sowie andere Muskeln zu kräftigen – beim Laufen zum Beispiel haben die Arme nicht viel zu tun –, sollten Sie sich auch nach einem geeigneten Gymnastik- und Kräftigungsprogramm umschauen. Ein Besuch in

einer Buchhandlung bzw. Bücherei dürfte Sie mit reichlich Material versorgen. Auch manche Fernsehsendungen, Sportvereine und Volkshochschulen können Sie auf den richtigen Weg bringen – es muss jedenfalls nicht unbedingt ein Fitness-Studio sein.
Wir können an dieser Stelle leider nicht auf alle Details eingehen. Doch fest steht: Durch Sport können Sie nur gewinnen. Und wenn Sie sich vor Augen halten, dass diese ca. 2,5 Stunden in der Woche – mit Duschen vielleicht vier Stunden – Ihnen einige Lebensjahre und vor allem gesunde Lebensjahre einbringen können, sollte die Entscheidung wirklich nicht allzu schwer fallen.

Was die Ernährung für Sie tun kann

Über Phytoöstrogene aus Soja und was Sie Ihnen bringen können, haben wir bereits geredet (siehe Seite 94). Doch unsere Ernährung besteht natürlich nicht nur aus Sojaprodukten. Bevor wir in die Details einer gesunden Ernährung einsteigen, lassen Sie uns kurz eine Bestandsaufnahme vornehmen.

Zu viel, zu eiweißreich, zu fett

Laut dem Ernährungsbericht der Deutschen Gesellschaft für Ernährung 2000 gibt es einige kritische Punkte in der Nährstoffversorgung in Deutschland (alle hier genannten Werte nur bezogen auf die weibliche Bevölkerung).

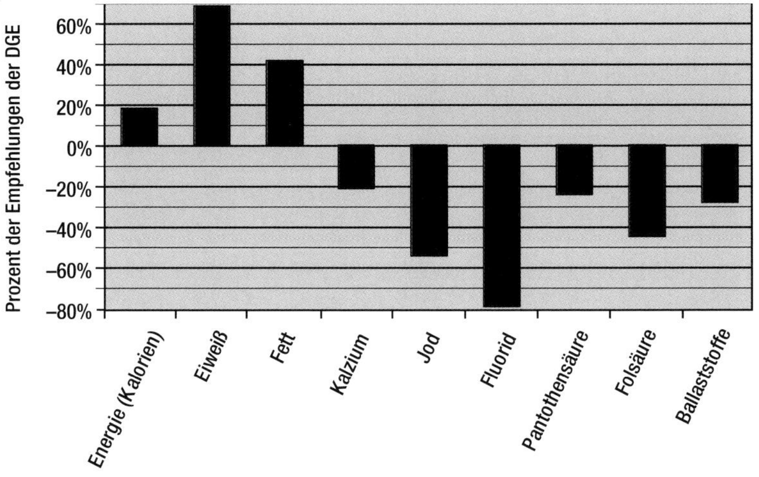

Kritische Punkte der Ernährungssituation

- Zuallererst fällt bei der Betrachtung der Statistiken die Kalorienaufnahme auf: Sie liegt 18 Prozent über dem, was notwendig wäre. Die Folge ist klar: Übergewicht.
- Der nächste Punkt ist die Eiweißzufuhr, bedingt unter anderem durch den hohen Fleischverzehr: Im Schnitt nehmen Frauen in Deutschland (über alle Altersgruppen gemittelt) fast 70 Prozent mehr Proteine zu sich als nötig. Gut, werden Sie vielleicht sagen, kann ja nicht schaden. Stimmt nicht, denn zu viel Eiweiß in der Nahrung kann die Ausscheidung von Kalzium fördern und mithin den Knochenschwund (Osteoporose) fördern.
- Punkt drei: Fette. Gut 40 Prozent über dem wünschenswerten Maß liegt die Fettzufuhr, was natürlich zu der überhöhten Kalorienaufnahme und mithin zum Übergewicht beiträgt.

Uns fehlen Mikronährstoffe

Das ist jedoch noch längst nicht alles, denn von einigen ganz wichtigen Nährstoffen nehmen wir viel zu wenig zu uns:

- Kalzium – 21%,
- Jod – 55%,
- Fluorid – 79%,
- Pantothensäure – 24%,
- Folsäure – 45%,
- Ballaststoffe – 28% (siehe Diagramm Seite 110).

Kalzium aber ist wichtig für gesunde Knochen, Jod ist zentral für den Stoffwechsel (Schilddrüsenhormone), Fluorid hält die Zähne (und Knochen) gesund, Pantothensäure – ein wasserlösliches Vitamin – ist an mehr als 100 Stoffwechselprozessen beteiligt, unter anderem dem Fett-, Eiweiß- und Kohlenhydratabbau. Und Folsäure ist nicht nur wichtig für Schwangere, um den Fetus gesund gedeihen zu lassen, sondern für jeden, um die Homozysteinspiegel im Blut im Zaum zu halten (Homozystein ist ein Risikofaktor für den Herzinfarkt). Last but not least: Die Ballaststoffe sind ein Indikator für einen ausreichenden Verzehr von

Obst, Gemüse und Vollkorngetreide, die uns mit vielen wichtigen Substanzen versorgen. Zudem ist ein niedriger Ballaststoffverzehr ein ausgemachter Risikofaktor für Darmkrebs.

Die einfachen Regeln gesunder Ernährung

Gesunde Ernährung ist nicht grundlegend verschieden zwischen den Geschlechtern, auch nicht in den verschiedenen Altersgruppen. Gesunde Ernährung hat wenige und einfache Bausteine:

A. Die Kalorienzufuhr soll dem entsprechen, was wir verbrauchen.

B. Für eine optimale Ernährung gilt gezeigte Ernährungspyramide auf Seite 113:

1. Basis unserer Ernährung sollten stärkehaltige Lebensmittel bilden (Vollkornbrot, -Nudeln, Naturreis, Kartoffeln).
2. Obst und Gemüse sollten nach stärkehaltigen (sättigenden) Lebensmitteln die mengenmäßig größte Gruppe sein.
3. In etwas geringem Maße sollten wir eiweißhaltige Produkte zu uns nehmen (Fisch, mageres Fleisch, Eier, Milch und Milchprodukte).
4. Am wenigsten sollte unsere Ernährung Fette (z.B. Wurst) und Öle sowie Süßigkeiten, Kuchen etc. enthalten.

Maßhalten – so geht's

Die meisten Kinder haben noch ein natürliches Gespür dafür, wann sie genug gegessen haben (falls wir ihnen das nicht mit einem kategorischen »der Teller muss leer gegessen werden« ausgetrieben haben oder es nicht um Süßigkeiten geht).

Bei vielen Erwachsenen ist dieses Gespür jedoch leider verloren gegangen. Schmeckt uns etwas – und nur das kochen wir ja in der Regel – so essen wir oft zu viel. Die Folgen sind klar: Wir nehmen zu viele Kalorien (meist als Fett) zu uns und irgendwann leiden wir unter Übergewicht mit allen negativen Folgen.

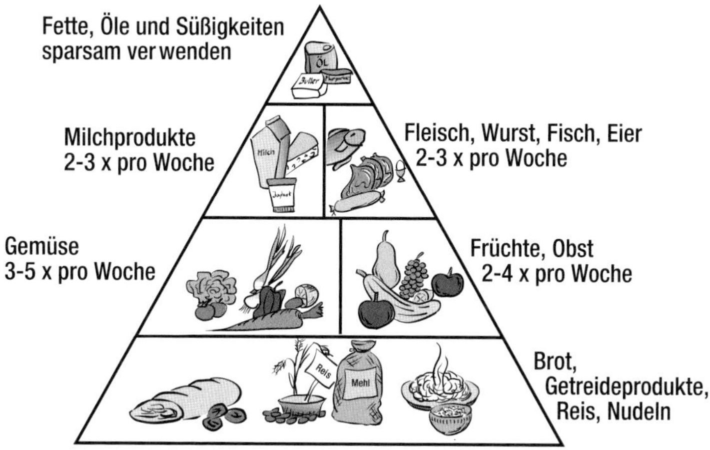
Fette, Öle und Süßigkeiten sparsam verwenden
Milchprodukte 2-3 x pro Woche
Fleisch, Wurst, Fisch, Eier 2-3 x pro Woche
Gemüse 3-5 x pro Woche
Früchte, Obst 2-4 x pro Woche
Brot, Getreideprodukte, Reis, Nudeln
Reis
Mehl

Wenn Sie diese wenigen Grundsätze beherzigen – und vermehrt Sojaprodukte in Ihren Speiseplan einbauen – können Sie sich nichts Besseres antun.

Möglicherweise – für viele der erste Schritt in eine bewusste und gesunde Ernährung – beginnt alles beim Kalorienzählen. Auf Seite 144 finden sie eine Tabelle, nach der sie Ihren Kalorienbedarf ausrechnen können. Wenn sie dann wissen, wie hoch Ihr Kalorienbedarf ist, können Sie anhand der im Buchhandel erhältlichen Nährwerttabellen ausrechnen, was Sie essen dürfen.

Vitamintabletten – ja oder nein?

Wie der Ernährungsbericht 2000 der Deutschen Gesellschaft für Ernährung zeigt, ernährt sich offenbar eine ganze Reihe von Menschen nicht vollwertig, was auch zu einer Unterversorgung mit Vitaminen (Pantothensäure, Folsäure) und Mineralstoffen bzw. Spurenelementen (Kalzium, Jod, Fluor) führt.

Wir dürfen nicht vergessen, dass es sich bei dieser Bestandsaufnahme um einen Querschnitt durch die Bevölkerung handelt. Mit anderen

Worten: Manche decken den Bedarf sicher locker, andere liegen weit darunter. Es liegt daher an jedem Einzelnen, für eine vollwertige Versorgung über Lebensmittel zu sorgen, oder zumindest – als Minimalanforderung – die Basisversorgung an diesen lebenswichtigen Stoffen auf anderem Wege sicher zu stellen. Wenn Sie es aus welchen Gründen auch immer nicht schaffen, sich vollwertig zu ernähren – also in erster Linie viel Obst und Gemüse, Vollkornprodukte und Milchprodukte zu sich zu nehmen –, sollten Sie auf ein Multivitaminpräparat mit Mineralstoffen und Spurenelementen zurückgreifen.
Die damit verbundenen Risiken einer möglichen Überversorgung sind minimal, da die sicheren Obergrenzen der Zufuhr in fast allen Fällen weit über den Dosierungen liegen, die Sie über derartige Präparate aufnehmen.

Prüfen Sie die Inhaltsstoffe

Vorsicht ist allerdings bei den fettlöslichen Vitaminen wie beispielsweise Vitamin A geboten: Häufiger Verzehr von Leber kann zu Überdosierungen führen. Erst recht natürlich, wenn zusätzlich Vitaminpräparate eingenommen werden.
Sie finden im Anhang eine Tabelle mit Vitaminen, Mineralstoffen sowie Spurenelementen, die jeweiligen Zufuhrempfehlungen bzw. Schätzwerte des Bedarfs sowie die sicheren Obergrenzen (siehe Seite 134). Wenn Sie sich die Tabelle anschauen, werden Sie feststellen, dass jene Dosierungen, ab denen die jeweilige Substanz gefährlich werden könnte, fast immer weit über dem liegen, was Sie mit handelsüblichen Präparaten bei bestimmungsgemäßem Gebrauch erreichen können.
Die Entscheidung, ob Sie solche Präparate einnehmen, liegt natürlich bei Ihnen. Schließlich sind die allermeisten Präparate entweder frei verkäuflich oder höchstens apothekenpflichtig. Rezeptpflichtig sind nur einige Präparate mit hochdosierten fettlöslichen Vitaminen.

Essen gegen Herzinfarkt & Co.

Ein wesentlicher Faktor bei der Entstehung von Herzkrankheiten ist Übergewicht. Neben Sport können Sie dem auch mit der Ernährung zu Leibe rücken, einfach indem Sie weniger Fett (Wurst, fettes Fleisch, Schokolade, Pommes Frites, Chips etc.) zu sich nehmen und stattdessen mehr Vollkornprodukte, Obst und Gemüse essen. Sie verringern dadurch nicht nur deutlich das Risiko an Diabetes zu erkranken – die Zuckerkrankheit ist auch ein ganz besonders mächtiger Risikofaktor für Herz- und Gefäßerkrankungen –, sondern senken auch einen möglicherweise erhöhten Blutdruck.

Studien haben gezeigt, dass übergewichtige Bluthochdruckkranke für jedes verlorene Kilogramm ihren Blutdruck um bis zu 2 mmHG (Millimeter Quecksilbersäule) senken können. Das wären unter idealen Bedingungen 20 mmHg bei einem Gewichtsverlust von nur zehn Kilogramm!

Bleiben wir beim Bluthochdruck. Abgesehen von einer Gewichtsreduktion gibt es nämlich noch ein ganze Reihe weiterer Ernährungsfaktoren, mit denen Sie den »Gefäßkiller« Hochdruck bekämpfen können.

Weniger Salz – geringerer Blutdruck?

Immer wieder wird empfohlen, den Salzkonsum einzuschränken, um den Blutdruck zu senken. Angesichts der Tatsache, dass wir im Schnitt mit 10 bis 12 Gramm Kochsalz am Tag wesentlich mehr zu uns nehmen, als unser Körper wirklich benötigt (unter normalen Bedingungen – wenig Schwitzen – etwa drei Gramm am Tag), ist Kochsalz nur für einige Menschen mit der Neigung zu Bluthochdruck wirklich gefährlich. Denn nur etwa jeder Dritte reagiert auf Kochsalz tatsächlich mit einer Blutdruckerhöhung bzw. im umgekehrten Fall bei bestehendem Hochdruck und unter einer kochsalzarmen Diät mit einer deutlichen Senkung. Alle anderen hingegen profitieren nicht wirklich von einer Salzreduzierung. Betrachtet man alle etwa 50 aussagekräftigen Studien zu dem Thema, so ergeben diese, dass ein weitgehender Salzverzicht allenfalls zu einer Senkung des Bluthochdrucks von systolisch bis zu 4 mmHg und diastolisch bis zu 2 mmHg führt. Das ist kaum der Rede wert. Dennoch macht es natürlich Sinn auszuprobieren, ob man zu den etwa 30 Prozent so genannten »Salzsensitiven« gehört, denen eine Einschränkung im Salzkonsum tatsächlich etwas bringt.

Dies tun – jenes lassen

- Eine Bewertung verschiedener Studien durch die Deutsche Gesellschaft für Ernährung kommt zu dem Schluss, dass sich mit einem vermehrten Verzehr (evtl. auch in Form von Supplementen, also etwa Tabletten) von Kalzium, Kalium, Omega-3-Fettsäuren (viel in Lachs, Makrele) wahrscheinlich der Blutdruck senken lässt.
- Ebenfalls klar ist, dass übermäßiger Alkoholkonsum (mehr als 10 Gramm reiner Alkohol am Tag für Frauen, 20 Gramm für Männer – das entspricht etwa einem bzw. zwei kleinen Gläsern Wein) den Blutdruck erhöht, sodass Hochdruckkranke sich diesbezüglich unbedingt einschränken sollten.

Den Fettstoffwechsel normalisieren

LDL-Cholesterin, HDL-Cholesterin, Triglyzeride – diese Fettstoffe im Blut haben wir bereits mehrfach erwähnt. Die Devise lautet hier: LDL und Triglyzeride runter, HDL rauf. Wie lässt sich das via Ernährung erreichen?

Eine einfache Maßnahme, um den LDL-Spiegel zu senken, ist der Abbau von Übergewicht. Gesichert ist auch, dass ein geringerer Verbrauch von gesättigten Fettsäuren – sie stecken beispielsweise zuhauf in Wurst, fettem (rotem) Fleisch, Butter – den Cholesterinspiegel senkt und damit Herz schützend wirkt. Sehr wahrscheinlich ist laut derzeitiger Studienlage, dass auch ein Verzicht auf so genannte Transfettsäuren – z.B. in Fastfood, gegrilltem Hähnchen und vielen Fertigsaucen – einen erhöhten Cholesterinspiegel senkt. Entsprechend der Studienlage sollten Sie auch als Ersatz für Fette aus tierischen Produkten vermehrt pflanzliche Fette bzw. Öle verwenden, die viele einfach ungesättigte Fettsäuren (Oliven-, Erdnuss-, Raps- und Distelöl) sowie mehrfach ungesättigte Fettsäuren (Spinat, Linsen, Walnüsse, Fisch, Getreidekeimöle) enthalten. Auch diese senken nachgewiesenermaßen den Cholesterinspiegel.

Infarktgefahr Homozystein

Homozystein ist ein Zwischenprodukt im Eiweißstoffwechsel. In den letzten Jahren konnte eindeutig belegt werden, dass bereits ein leicht erhöhter Homozystein-Spiegel im Blut ein eigenständiger Risikofaktor für Herzinfarkt und Schlaganfall ist – also unabhängig von Cholesterin, Triglyzeriden, Rauchen etc. Mittlerweise gibt es auch Hinweise darauf, dass erhöhte Homozystein-Spiegel zudem das Risiko für Venenthrombosen, Demenzerkrankungen und Depressionen erhöhen. Gegen erhöhte Homozystein-Spiegel lässt sich einfach und billig etwas unternehmen: mit Vitamin B_6 und/oder B_{12} sowie Folsäure. So lässt sich eine maximale Senkung der Homozysteinspiegel bereits durch 400 Mikrogramm Folsäure und 3 Milligramm Vitamin B_6 täglich erreichen.

Anti-Krebs-Ernährung

Betrachtet man die Studienlage in Sachen Krebsprävention durch die Ernährung sowie einzelne Nahrungsbestandteile, so fällt eines sofort auf: Als weitestgehend gesichert zur Vorbeugung diverser Kebsarten ist eine Ernährung, die reich an Obst, Gemüse und Ballaststoffen ist.
Weniger eindeutig ist die Studienlage in Bezug auf Einzelstoffe wie etwa Vitamin C. So ist es zwar wahrscheinlich, dass Vitamin C (reichlich vorhanden z.B. in Acerola-Kirschen, Hagebutten, Johannisbeeren, Paprika, Kiwi und Sanddornbeeren) als Supplement etwa in Form von Brausetabletten das Magenkrebsrisiko reduziert. Im Hinblick auf Lun-

Das enthält viel …

Folsäure
- Fleisch
- Gurken
- Kartoffeln
- Kohl
- Milchprodukte
- Orangen
- Spinat
- Tomaten
- Vollkornprodukte
- Weintrauben

Vitamin B_6
- Avocado
- Fisch
- Hühnerfleisch
- Leber
- Walnüsse

genkrebs hingegen ergibt sich nur eine mögliche Wirkung. Ähnliches gilt für Vitamin E, das Spurenelement Selen oder Omega-3-Fettsäuren.

Viel Gemüse – und Schadstoffe meiden

Doch im Grunde ist das auch weniger wichtig. Wer sich tatsächlich vollwertig ernährt mit viel Obst, Gemüse, Vollkornprodukten, Fisch, wenig tierischen Fetten, wer gleichzeitig darauf achtet, seinen Zuckerkonsum in Maßen zu halten, Alkohol in kleinen Mengen zu konsumieren, Verschimmeltes zu meiden und Grillen nicht zum allzu häufigen Vergnügen werden zu lassen, sorgt ohnehin dafür, dass er alle wichtigen Nährstoffe in ausreichenden Mengen bekommt und krebserregende Inhaltsstoffe reduziert.

Die einhellige Meinung der meisten Ernährungswissenschaftler lautet denn auch: Essen Sie mehr Obst und Gemüse, und zwar fünfmal am Tag – gern auch öfter. Damit können Sie Ihren Bedarf an Vitaminen, Ballaststoffen, Spurenelementen und sekundären Pflanzenstoffen im Normalfall decken.

Dass kranke Menschen ebenso wie Leistungssportler oder auch Schwangere und Stillende teils mehr an manchen Inhaltsstoffen benötigen, steht auf einem anderen Blatt (siehe Seite 134 ff.). Für die allermeisten von uns wäre es vollkommen ausreichend, wenn wir uns denn tatsächlich entsprechend vollwertig ernährten. Wenn ... aber leider ist das eben doch eher selten der Fall. Immerhin, man geht heute allgemein davon aus, dass etwa 30 Prozent aller Krebserkrankungen durch falsche Ernährung hervorgerufen werden und sich mithin auf einfache Weise verhindern ließen.

Starke Knochen in jedem Alter

Frauen nehmen in allen Altersgruppen im Durchschnitt zu wenig Kalzium zu sich. Das gleiche gilt für Vitamin D, das ohnehin nur in Fischleber (wer isst schon Fischleber?) und Avocado in nennenswerten Mengen vorhanden ist.

Kein Mangel an Kalziumquellen

Was Kalzium angeht, so ist es eigentlich kein großes Problem, allein mit einer vernünftigen Ernährung ausreichende Mengen zu sich zu nehmen: Das tägliche Gramm Kalzium steckt beispielsweise in 120 Gramm Hartkäse, 160 Gramm Mozzarella oder auch 200 Gramm Feta-Käse.
Da auch Milch und Joghurt Kalzium enthalten und auch manche Mineralwasser einen hohen Kalziumgehalt haben, können Sie also durch gezielten Einkauf den Bedarf zum größten Teil decken.

Mehr Tageslicht – mehr Vitamin D

Und wie steht's mit Vitamin D, das ja für den Einbau des Kalziums in die Knochen dringend gebraucht wird? Im Normalfall benötigen Sie keinen Lebertran bzw. keine Fischleber, auch keine tägliche Avocado-Mahlzeit. Denn wir nehmen die Vorstufen von Vitamin D sowohl mit tierischen als auch mit pflanzlichen Lebensmitteln auf (7-Dehydrocholesterin; Ergosterin). Diese werden in unserer Haut durch die Einwirkung von UV-Licht in Vitamin D umgewandelt, wobei eine Tageslicht-

dosis von etwa einer halben Stunde auf Hände und Gesicht bereits ausreicht.
In unseren Breiten ist in der dunklen Jahreszeit allerdings selbst diese Dosis oft eher die Ausnahme. Aufgrund der eminenten Bedeutung von Vitamin D sollte man deshalb mit seinem Arzt besprechen, ob es eventuell sinnvoll ist, Vitamin D, Kalzium (oder eine Kombination) sowie Vitamin K – Studien haben gezeigt, dass ausreichend Vitamin K (in Blattsalat) das Osteoporoserisiko senkt – zusätzlich zu nehmen. Denn es gibt eine Reihe von Faktoren, etwa Störungen der Aufnahmefähigkeit im Darm, die zu einer Unterversorgung führen können. Doch gehen Sie nicht auf eigene Faust vor: Ihr Arzt sollte immer im Bilde sein.

Mit Vorsicht dosieren – Fluorid

Auch durch geringe zusätzliche Gaben von Fluorid lässt sich das Osteoporoserisiko möglicherweise senken. Eine zusätzliche Fluoridaufnahme ist jedoch meist nur dann nötig und sinnvoll – zu viel Fluorid führt zu Zahnschmelzveränderungen und im Extremfall zu härteren, aber brüchigeren Knochen –, wenn das Trinkwasser weniger als 0,7 Milligramm Fluorid je Liter enthält (fragen Sie Ihr Wasserwerk). Bei geringerem Fluoridgehalt im Trinkwasser sollten Sie fluoridiertes Speisesalz und evtl. zusätzlich Fluoridtabletten einnehmen. Auch hier gilt grundsätzlich: Reden Sie mit Ihrem Arzt.

Die Wechseljahre als Chance

Es gibt zwei interessante deutsche Studien zum Erleben von Frauen in den Wechseljahren: Die Berliner Menopausestudie aus dem Jahre 1994, in der 230 Berliner Frauen zwischen 45 und 55 Jahren befragt wurden, sowie die ergänzende zweite Menopausestudie aus dem Jahre 1996, in der bundesweit 603 Frauen (47 bis 59 Jahre) Auskunft über ihre Befindlichkeit gaben.
Danach fällt vor allem eine starke Differenz auf zwischen der Selbstbeurteilung der meisten Frauen und dem, wie sie sich in der Öffentlichkeit wahrgenommen fühlen. So waren 70 Prozent der Frauen davon überzeugt, dass ihre Attraktivität seit Beginn der Wechseljahre keinesfalls nachgelassen hatte, nur 25 Prozent gefielen sich selbst nicht mehr so gut, und immerhin fünf Prozent waren der Meinung, ihre Attraktivität habe sogar zugenommen.
Danach befragt, wie sie sich von anderen wahrgenommen fühlten, meinten aber nur 43 Prozent, in der Öffentlichkeit würden sie nicht anders behandelt als früher bzw. als vollwertig anerkannt. Ganze 57 Prozent hingegen fühlten sich »auf's Abstellgleis geschoben«, »ins Abseits gedrängt«, »belächelt« oder »zum alten Eisen gezählt«.

Stimmen unsere Werte?

In unserer Gesellschaft werden jugendliches Aussehen und körperliche Attraktivität stark überbewertet. Solange solche Vorurteile in der Gesellschaft herumspuken, wird es Frauen (zunehmend aber auch Männer) geben, die sich genau diesen Schuh zu gegebener Zeit anziehen.
Die »Wellness«-Bewegung ist davon ein Ausdruck und besonders »Anti-Aging«. Für manche mag das ein Weg sein, aufkommende Gedanken über das Altern, ihre Angst vor späterer Gebrechlichkeit und Abhängigkeit zu bekämpfen. Diese Angst wird von entsprechenden »Anti-Aging«-Anbietern auch kräftig geschürt.

Nun spricht nichts gegen Maßnahmen, die die Gesundheit fördern, manche so genannten »Life-Style-Behandlungen« sind aber auch unseriös und haben Nebenwirkungen, über die unzureichend aufgeklärt wird – z.B. bei Hormon-Cocktails.

Mehr Zeit für Sinnvolles

Der Gedanke daran, dass wir nicht unsterblich sind, führt bei vielen zu neuer Sinnsuche. Dies wird vielfach als große Bereicherung empfunden. Der eigene Horizont erweitert sich, ein offenes Zugehen auf Neues kann neue Erlebnisse, neue Bekanntschaften und Freundschaften ermöglichen.
Manche dieser Chancen liegen so nahe, etwa direkt in der Nachbarschaft. Aber nie war die Zeit vorhanden, zu einer der angebotenen Veranstaltungen oder Gesprächsrunden zu gehen.

Gesund in einer neuen Lebensphase

Experten definieren Gesundheit als einen selbstvergessenen Zustand bei als sinnvoll empfundenem Tätigsein. In den Wechseljahren werden viele Frauen durch körperlich deutlich spürbare Veränderungen aus diesem Zustand herausgerissen. Positiv gesehen könnte man auch sagen: sie werden an sich und ihre eigenen Bedürfnisse erinnert. Eine Gelegenheit, sich um die eigene Gesundheit aktiv zu kümmern, und sicher zu stellen, dass die Beschwerden nicht mit der Entwicklung einer bedrohlichen Krankheit zusammenhängen (z.B. bei Blutungsstörungen). Die Perimenopause kann eine Chance sein, Unerledigtes anzupacken und notwendige Veränderungen vorzunehmen. Es wäre ein Gewinn, wenn möglichst viele Frauen diese Zeit der Transformation als etwas Natürliches, Faszinierendes und Schönes begreifen, das ihnen eine neue, freiere Lebensperspektive bietet. Nur so kann sich auch in der übrigen Gesellschaft ein neues Bild etablieren, das fern alter Klischees angesiedelt ist.

Die Mär vom alten Eisen

Ein Blick in die Zeitschriftenlandschaft oder auch nur die Fernsehwerbung bombardiert jeden einzelnen von uns ständig damit: Junge Menschen mit schlanken und wohltrainierten Traumkörpern sowie faltenlosem Antlitz sind dynamisch, weltoffen, erfolgreich.

Auch ältere Männer – sagen wir, so zwischen 45 und 60 – tauchen immer wieder in der Werbung auf. Sie haben Falten, na und? Sie haben lichte Haare, na und? Und dass der Körper nicht mehr aussieht, wie bei einem 30-Jährigen, wird in der Werbung meist unterschlagen.

Diese »älteren« Männer werden dargestellt als gutsituiert, charmant, durchsetzungsfähig, erfolgreich und attraktiv. Suchen Sie in der Werbung mal nach Frauen dieser Altersgruppe. Was Sie finden werden, ist meist der Typus Frau, der brav am Herd steht, die Wohnung sauber macht oder sich um die Enkel kümmert. Erfolg – außer in haushaltlichen Belangen – Attraktivität, Durchsetzungsfähigkeit sind hier nur selten Themen.

Frustrierend – das Diktat der Werbung

Vielleicht werden Sie jetzt sagen: Was interessiert mich die Werbung? Doch Sie sollten zum einen die Wirkung von Werbung nicht unterschätzen und sich zum anderen klar machen, dass Werbung immer auch Spiegel einer gesellschaftlich weitgehend akzeptierten Sichtweise ist: Männer mit Falten sind Macher, Frauen mit Falten sind alt.

Das ist nicht nur insofern relevant, als es einfach nur eine falsche Sichtweise ist, die von Generation zu Generation weiter gegeben wird. Es ist auch deshalb wichtig, weil das Selbstbild einer Frau auch von gesellschaftlichen (Vor)urteilen bestimmt wird und diese Sichtweise wiederum ganz eng gekoppelt ist mit den Beschwerden während der Peri- und Postmenopause.

Denn die eingangs angesprochenen Studien haben gezeigt, dass Frauen im Großen und Ganzen umso mehr Wechseljahresbeschwerden haben, je geringer sie ihre eigene Attraktivit und ihren Selbstwert einschätzen.

Männer mit 45 bis 55 stehen in der Regel im Beruf und ziehen daraus ein Gutteil ihres Selbstwertgefühls. Vielleicht fehlt ihnen etwas, wenn etwaige Kinder aus dem Haus sind. Doch wirklich existenziell wird dies – wenn überhaupt – für die wenigsten sein.

Innere Leere macht sich breit

Für Frauen der gleichen Altersgruppe sieht das etwas anders aus. Viele von ihnen haben eine berufliche Tätigkeit zu Gunsten des Hauptverdieners abgebrochen als das erste Kind unterwegs war. Dann kam oft noch ein zweites, vielleicht ein drittes Kind. Sie haben viele Jahre damit zugebracht, der Familie ein gemütliches Zuhaus zu bieten, die Kinder zu erziehen, dem Mann eine gute und verständnisvolle Partnerin zu sein. Dann, oft Mitte, Ende 40, sind die Kinder plötzlich selbstständig, »flügge geworden«. Es kann nun das einsetzen, was man als das »Leeres-Nest-Syndrom« bezeichnet: Das, was bisher einen großen Teil des Lebensinhalts und mithin der Selbstdefinition der Frau ausmachte, hat sich in Luft aufgelöst. Zusätzlich können nun Hitzewallungen, Stimmungsschwankungen und Schweißausbrüche auftauchen. Fältchen oder auch ein paar Kilogramm Übergewicht, die zuvor kaum eine Rolle spielten, gewinnen jetzt an Bedeutung. Ist das der Anfang vom Ende? Ist das, was nun kommt, das Alter? Oder ist es vielleicht der Anfang von etwas ganz Neuem, der Beginn eines neuen Lebensabschnitts, der anderen Regeln gehorcht als alle Zeit davor?

Neue Freiheit von alten Zwängen

Für die meisten Frauen kann das Leben nun tatsächlich nicht so weitergehen wie bisher. Gut oder schlecht? Wir meinen, es ist gut.
Denn die Perimenopause ist gewissermaßen nur der Nachklang einer Zeit voller Einschränkungen – durch die monatliche Regel, oft durch die Angst, womöglich (noch einmal) schwanger zu werden, durch die

Beschäftigung mit den Problemen etwaiger Kinder, durch eine mehr oder weniger strikte Rollenzugehörigkeit. All dies existiert nach der Menopause nicht mehr bzw. nur noch eingeschränkt. Es gilt nun, sich die Welt neu zu erschließen, sich frei von vielen Zwängen neu zu definieren, kurz: eine grandiose Chance.

Viele Frauen beginnen erst jetzt, wirklich in sich hinein zu horchen. Sie stellen fest, dass vieles in ihrem bisherigen Leben von Sachzwängen bestimmt war, dass sie selbst und ihre eigenen Bedürfnisse stets ganz unten auf der Prioritätenliste standen. Sie bemerken, dass sie etwas tun wollen, das oft nichts mit Kindern und Haushalt zu tun hat. Das kann bedeuten, dass sie in ihren früheren Beruf zurückkehren wollen, dass sie studieren möchten, künstlerisch tätig werden oder auch ihre Spiritualität entdecken wollen.

Manche Frauen werden gerne als Familienfrauen die erweiterte Familie beglücken – frei nach dem Spruch: wenn eine Frau meint, ihre Arbeit sei getan – wird sie Goßmutter. Dies sollte kein Zwang sein, wenn Sie aber darin Erfüllung finden und Anerkennung für die Hilfe erhalten, so ist dies für Ihre Kinder und Enkel ein unschätzbarer Wert. Wichtig ist, dass Frauen sich die Zeit nehmen, ihre Wünsche zu erkunden. Was letztlich daraus resultiert, kann alles Mögliche sein. Doch stets ist es etwas Neues und Spannendes. Selbst wenn eine Frau sich entschließt, sich wie zuvor vornehmlich um Haus und Garten zu kümmern, so ist dies anders als zuvor. Denn jetzt gibt es die freie Wahl, die Möglichkeit, jederzeit etwas anderes zu beginnen.

Erleben Sie die Sexualität völlig neu

In der bereits erwähnten zweiten deutschen Menopausestudie kam heraus, dass 30 Prozent der Frauen über einen leichten Rückgang der Lust auf Sex sowie der Häufigkeit sexueller Kontakte berichteten. Bei 18 Prozent der Frauen war der Rückgang mittelstark, bei 10 Prozent ausgeprägt. Eine Stichproben-Untersuchung an 104 Frauen der selben

Altersgruppe (47 bis 59), von denen 77 Prozent mit einem Partner zusammen leben, kam zu dem Ergebnis, dass 88 Prozent der Frauen den Wunsch nach sexuellen Kontakten haben, die überwiegende Mehrheit mehrmals pro Woche. Tatsächlich kam es bei zwei Prozent täglich, mehrmals pro Woche bei 17 Prozent, bis zu fünfmal im Monat bei 36 Prozent zu sexuellen Kontakten. Insgesamt 55 Prozent hatten also ein aktives Sexualleben. Wie passen die Zahlen zusammen – auf der einen Seite 58 Prozent, die über einen Rückgang ihrer Libido berichten, auf der anderen Seite 55 Prozent, die verhältnismäßig häufig Geschlechtsverkehr haben?

Wo Wunsch und Wirklichkeit sich trennen

Da ist zum einen häufig der fehlende Partner. Etwa jede vierte Frau dieser Altergruppe hat keinen Partner aufgrund von Scheidung, Tod des Partners oder aus anderen Gründen. In der Altergruppe der 60- bis 69-Jährigen kommen laut Statistik drei Frauen auf zwei Männer.
Zum anderen sind da die typischen »Versandungsprozesse« in langjährigen Partnerschaften, die zu weniger Sex führen. Aber auch Faktoren wie Schmerzen beim Geschlechtsverkehr aufgrund einer nachlassenden Feuchtigkeit der Scheide (Lubrikationsmangel) sowie die Einstellung der Frauen ihrem eigenen Körper gegenüber und die Vorstellung, nach den Wechseljahren habe die Sexualität aufzuhören. Zudem kann der Grund natürlich beim Partner liegen, der eventuell unter Impotenz oder Libidoverlust leidet.

Großmutter irrte: Öffnen Sie die Augen!

Wenn sich Männer in ihrer Lebensmitte eine jüngere Partnerin suchen, so hat kaum jemand in unserer Gesellschaft etwas dagegen einzuwenden – solange er die Frau nur versorgen kann. Eine Untersuchung in USA berechnete die Chance von über 45jährigen Frauen, einen neuen Partner zu finden. Das verheerend niedrige Ergebnis hatte einen

grundlegenden Fehler: Die Autoren hatten nur die Möglichkeit eines gleichaltrigen oder älteren Partners berechnet.
Tatsächlich aber lebten viele Frauen mit jüngeren Männern zusammen! Eine Frau in den Fünfzigern, die sich einen jüngeren Partner nimmt, trifft weitaus mehr als im umgekehrten Fall auf Unverständnis, oft sogar unverhohlene Missbilligung. Warum eigentlich? Weil es nicht in das überkommene Bild der Frauen jenseits der 50 passt.

Den eigenen Körper akzeptieren

Daran wird sich auch so lange nichts ändern, bis die Frauen auch dieser Altersgruppe offensiver mit ihrer Sexualität umgehen. Doch oft ist es vor allem die Einstellung, die Frauen an einem befriedigenden Sexualleben hindert. Häufig sind Schamgefühle im Spiel, weil der Körper eben meist nicht mehr so aussieht wie der einer 30-Jährigen. Der Partner wird das wahrscheinlich nicht so empfinden, zeigen sich doch bei ihm auch körperliche Veränderungen, die ihn anders aussehen lassen als Tom Cruise oder eines der Models für Herrendüfte. Machen wir uns nichts vor: Mit den Schönheiten dieser Welt kann sich kaum einer vergleichen lassen, auch die meisten 30-Jährigen – Frauen wie Männer –

Hilfsmittel gegen Beschwerden beim Sex

Der Wunsch nach Sexualität ist offenbar bei vielen Frauen vorhanden und wird, sofern ein Partner da ist, auch gelebt. Dieser Anteil wäre gewiss höher, wären da nicht die anderen Gründe, die Frauen oft dazu bringen, ihre Lust auf Sex zu verleugnen. Was den Lubrikationsmangel – Nachlassen der vaginalen Feuchtigkeit – angeht, so lässt sich hier durchaus Abhilfe schaffen. Zum einen durch östrogenhaltige Vaginalsalben oder -Zäpfchen. Und wenn diese nicht in Frage kommen, so kann der Einsatz von Gleitmitteln hier für einen Ersatz sorgen. Zudem nimmt die Feuchtigkeit der Scheide durch häufigeren Geschlechtsverkehr oder Masturbation zu.

nicht. Wäre es da nicht besser, seinen Körper und dessen Veränderungen zu akzeptieren und eine befriedigende Sexualität zu erleben? In Studien zeigt sich jedenfalls, dass Frauen mit einer glücklichen und erfüllten Partnerbeziehung weniger unter klimakterischen Beschwerden zu leiden haben. Was da Ursache und was Wirkung ist, lässt sich nicht sagen. Es spricht jedoch einiges dafür, dass eine befriedigende Paarbeziehung – inklusive funkionierender Sexualität – zu mehr Ausgeglichenheit und mithin geringeren Beschwerden führt.

Falsche Scham macht unglücklich

Und dann wäre da noch die veraltete Ansicht, mit den Wechseljahren habe auch die Sexualität zu sterben. Etwas gegen verinnerlichte Einstellungen zu unternehmen, ist natürlich ein schwieriges Unterfangen. Aber auch hier gilt wieder, dass das Klimakterium eine Zeit ist, in der Frauen geneigt sind, in sich hinein zu horchen und sich von Zwängen zu lösen. Warum nicht auch von dem Zwang, sich so zu betrachten, wie es früher üblich war? Wenn Sie in sich das Bedürfnis nach Sex verspüren, warum sollten Sie es nicht ausleben? Wer sollte Sie daran hindern, Ihre Wünsche mit einem bestehenden Partner oder auch einem neuen zu realisiseren?

Das erfordert gewiss Mut zur Ehrlichkeit. Eventuell auch den Mut, sein eigenes Glück wichtiger zu nehmen als traditionelle Sichtweisen und die Meinung der Allgemeinheit. Jede Frau muss dies natürlich für sich selbst entscheiden. Doch wer selbst glücklich ist, kann dies auch anderen weitergeben.

Entspannungstraining macht das Leben leichter

In einer Lebensphase, die für viele Frauen mit inneren Ängsten, Zweifeln sowie gelegentlich partnerschaftlichen und familiären Problemen verbunden ist, taucht selbstverständlich oft der Wunsch auf nach Loslassen-können, Abschalten, Entspannung. Wer käme da nicht auf die Idee, eine Entspannungsmethode zu erlernen, um mit all dem besser fertig zu werden? Und nicht nur das: Vielleicht lassen sich ja sogar die Hitzewallungen damit besser in den Griff bekommen? Auch wenn es zu diesem Thema kaum Studien gibt: Das wenige Vorliegende gibt Hoffnung, dass sowohl Entspannungsmethoden als auch Atemtraining Hitzewallungen zumindest lindern können.

Empfehlenswert – die Muskelrelaxation

Wer an Entspannungsmethoden denkt, dem fällt vermutlich zunächst das autogene Training (AT) ein. Wenngleich es sich bei AT um eine äußerst effektive Methode handelt, so ist sie doch nicht für jeden etwas. Zudem dauert es Wochen bis Monate, bis die Technik wirklich greift. Einfach und schnell zu erlernen ist die so genannte progressive Muskelrelaxation nach Jacobson. Sie können die Methode anhand von Büchern, CD's oder auch in Kursen an Volkshochschulen lernen. Es geht dabei darum, den Unterschied zwischen Anspannung und Entspannung anhand der Körperwahrnehmung (wieder) zu erleben und sich schließlich – nach einiger Übung – an jedem Ort und zu jeder Zeit binnen Kurzem in einen Zustand der Entspannung versetzen zu können.

Wir können Ihnen in diesem Rahmen leider keinen Kursus in Entspannung geben. Doch so viel sei schon verraten: Sie lernen dabei, Verspannungen in Ihrem Körper zu erfühlen, spannen und entspannen nacheinander Ihre Muskeln und werden den Effekt mit ziemlicher Sicherheit bereits nach wenigen Übungen erfahren. Natürlich ist es vor allem in der ersten Zeit wichtig, regelmäßig zu üben. Doch in der Regel reichen 20 Minuten täglich aus – nach dem Aufwachen oder vor dem Einschlafen –, um bald sehr effektiv damit umgehen zu können.

Locker lassen

Im Alltag führen viele Faktoren dazu, dass wir unsere Muskeln verspannen: Äußerer Stress, innere Anspannungen, Fehlhaltungen. Die verspannten Muskeln sind dabei in gewissem Sinne tatsächlich so etwas wie ein Abbild unseres Inneren. Denn wenn wir es schaffen, die Muskeln zu entspannen, fühlen wir uns – oh Wunder – plötzlich auch psychisch ausgeglichener.

Ruhiger Atem – ruhige Seele

Was das Kapitel Atemübungen angeht, so gibt es eine Vielzahl verschiedener Übungsmethoden. Wichtig dabei ist in erster Linie, sich ganz auf den Atem zu konzentrieren, bewusst das Einatmen und Ausatmen zu erfahren und so wieder zu sich selbst zu finden. Der Zusammenhang zwischen Atmung und psychischer Spannung ist ganz offenkundig. Wenn wir im Stress sind, atmen wir deutlich flacher und schneller oder halten den Atem für eine Weile ganz an. Sind wir entspannt – beispielsweise im Schlaf –, ist unser Atem sehr ruhig und sehr gleichmäßig. Dabei verhält es sich wie mit den Muskelanspannungen. Sie können leicht den Test machen: Atmen Sie einmal eine Weile hastig ein und aus. Sie werden merken, dass sich dies auch auf ihre Stimmung auswirkt – Sie werden fahrig und nervös. Atmen Sie hingegen ganz ruhig und tief, werden Sie sich automatisch entspannen. Und genau darum geht es ja. Auch was Atemtechniken angeht, müssen wir Sie leider auf andere Bücher oder Kurse verweisen – hier reicht der Platz dafür nicht aus.

Sie können natürlich – ganz nach Ihrem persönlichen Gusto – auch eine andere Möglichkeit suchen, Ihre innere Ruhe und Gelassenheit zu finden. Sei es Beten, Yoga, Zen-Meditation, eine gedankliche Reise an Ihren Lieblingsort oder was auch immer. Testen Sie aus, was Ihnen am meisten bringt.

Anhang

Fragebogen zur Lebensqualität

Welche der folgenden Beschwerden haben Sie zur Zeit? Kreuzen sie bitte für jede Beschwerde an, wie stark Sie davon betroffen sind.
Wenn sie eine Beschwerde nicht haben, kreuzen Sie bitte »Keine« an.

	Sehr stark	Stark	Mittel	Leicht	Sehr leicht	Keine
Wallungen, Schwitzen (aufsteigende Hitze, Schweißausbrüche)	❑	❑	❑	❑	❑	❑
Herzbeschwerden (Herzklopfen, Herzrasen, Herzstolpern, Herzbeklemmungen)	❑	❑	❑	❑	❑	❑
Depressive Verstimmung (Mutlosigkeit, Traurigkeit, Weinerlichkeit, Antriebslosigkeit, Stimmungsschwankungen)	❑	❑	❑	❑	❑	❑
Reizbarkeit (Nervosität, innere Anspannung, Aggressivität)	❑	❑	❑	❑	❑	❑
Ängstlichkeit (innere Unruhe, Panik)	❑	❑	❑	❑	❑	❑
Körperliche und geistige Erschöpfung (allgemeine Leistungsminderung, Gedächtnisminderung, Konzentrationsschwäche, Vergesslichkeit)	❑	❑	❑	❑	❑	❑

	Sehr stark	Stark	Mittel	Leicht	Sehr leicht	Keine
Sexualprobleme (Veränderung des sexuellen Verlangens, der sexuellen Betätigung und Befriedigung)	❑	❑	❑	❑	❑	❑
Harnwegsbeschwerden (Beschwerden beim Wasserlassen, häufiger Harndrang, unwillkürliche Harnabgang)	❑	❑	❑	❑	❑	❑
Trockenheit der Scheide (Trockenheitsgefühl oder Brennen der Scheide, Beschwerden beim Geschlechtsverkehr)	❑	❑	❑	❑	❑	❑
Gelenk- und Muskelbeschwerden (Schmerzen im Bereich der Gelenke, rheumaähnliche Beschwerden)	❑	❑	❑	❑	❑	❑
Punktezahl	❑	❑	❑	❑	❑	❑

Empfohlene Nährwertzufuhr

	25 bis 50 Jahre	51 bis 64 Jahre	65 Jahre und älter
Vitamin A (Retinol) Milligramm Retinol-Äqivalent	m 1,0 mg w 0,8 mg	m 1,0 mg w 0,8 mg	m 1,0 mg w 0,8 mg
Vitamin D_1 (Calcipherole) Mikrogramm	m 5 µg w 5 µg	m 5 µg w 5 µg	m 10 µg w 10 µg
Thiamin (Vitamin B_1)	m 1,2 mg w 1,0 mg	m 1,1 mg w 1,0 mg	m 1,0 mg w 1,0 mg

Besonders viel in	Mangel äußert sich in	Überdosierung
Leber (Vorsicht, zu viel ist schädlich!); Karotten, Spinat, Grünkohl	Verschlechterung des (Nacht-)Sehvermögens sowie des Geruchs- und Geschmacksempfindens; Infektionsanfälligkeit (Husten). In Deutschland ist ein Mangel so gut wie ausgeschlossen!	Sichere Obergrenze bis 3 Milligramm; bei 30–60 mg über zwei Jahre chronische Vergiftung
Wird im Körper durch UV-Licht gebildet. In Lebensmitteln: Hering, Makrele, Leber, angereicherte Margarine, Eigelb	Beim Säugling verzögert sich der Schluss der Fontanelle; Verformungen des Schädels; später Durchbruch der Milchzähne; Neigung zu Knochenbrüchen; Schmerzen in der Wirbelsäule	Sichere Obergrenze bis 50 Mikrogramm (bei Erwachsenen); beim Baby ab 25 Mikrogramm nur unter ärztlicher Beobachtung
Schweinefleisch, Leber, Scholle, Thunfisch, Haferflocken; Hülsenfrüchte, Kartoffeln	Herz-Kreislauf-Problemen; Nervenstörungen (Empfindungsstörungen, Fußbrennen, Muskelschwäche- und schmerzen, Müdigkeit, Konzentrationsmangel, Angstzuständen)	Sichere Obergrenze: 50 Milligramm; nur bei intravenöser Gabe wurden schädliche Wirkungen beobachtet

	25 bis 50 Jahre	51 bis 64 Jahre	65 Jahre und älter
Riboflavin (Vitamin B_2)	m 1,4 mg w 1,2 mg	m 1,3 mg w 1,2 mg	m 1,2 mg w 1,2 mg
Niacin (Nicotinsäure) Milligramm Niacin-Äquivalent	m 16 mg w 13 mg	m 15 mg w 13 mg	m 13 mg w 13 mg
Vitamin B_6 (Pyridoxin)	m 1,5 mg w 1,2 mg	m 1,5 mg w 1,2 mg	m 1,4 mg w 1,2 mg
Folsäure	m 400 µg w 400 µg	m 400 µg w 400 µg	m 400 µg w 400 µg

Besonders viel in	Mangel äußert sich in	Überdosierung
Milch und Milchprodukte, Muskelfleisch, Fisch, Eier, Vollkornbrot sowie Vollkornnudeln	In Deutschland äußerst selten: Schlecht heilende Einrisse an den Lippen; entzündliche Hautveränderungen an der Nase, den Ohren sowie an den Geschlechtsorganen; verändertes Blutbild	Sichere Obergrenze: 200 Milligramm; auch darüber hinaus sind keine negativen Wirkungen bekannt
Mageres Fleisch, Leber, Fisch, Milch, Eier	Appetitmangel; Gewichtsverlust; geringerer körperlicher und geistiger Leistungsfähigkeit; Schlaflosigkeit; Gedächtnisstörungen; Durchfall	Sichere Obergrenze: 500 Milligramm; oberhalb von 1 Gramm Durchfälle und Erbrechen
Hühner- und Schweinefleisch, Kohl, grüne Bohnen, Linsen, Feldsalat, Kartoffeln, Bananen, Weizenkeime, Sojabohnen	Relativ häufig bei Jugendlichen, Schwangeren und Senioren (gleichzeitig Mangel an anderen B-Vitaminen): Hautentzündungen an Nase, Augen, Mund und Lippen; Schlaflosigkeit; erhöhter Reizbarkeit	Sichere Obergrenze: 100 Milligramm; höhere Dosierungen können zu Nervenstörungen führen
Weizenkeime, Sojabohnen, Tomaten, Kohl, Spinat, Gurken, Orangen, Weintrauben, Vollkornbrot, Kartoffeln, Fleisch, Leber, Milch und Milchprodukte	Blutbildungsstörungen; Schleimhautveränderungen im Mund; Durchfällen; bei Schwangerschaft erhöhte Rate von Missbildungen am Rückenmark des Kindes	Sichere Obergrenze: 1000 Mikrogramm zusätzlich zur Nahrung

	25 bis 50 Jahre	51 bis 64 Jahre	65 Jahre und älter
Vitamin B_{12} (Cobalamine)	m 3,0 µg w 3,0 µg	m 3,0 µg w 3,0 µg	m 3,0 µg w 3,0 µg
Vitamin C	m 100 mg* w 100 mg* * für Raucher 150 Milligramm	m 100 mg* w 100 mg* * für Raucher 150 Milligramm	m 100 mg* w 100 mg* * für Raucher 150 Milligramm
Kalzium	m 1000 mg w 1000 mg	m 1000 mg w 1000 mg	m 1000 mg w 1000 mg
Magnesium	m 350 mg w 300 mg	m 350 mg w 300 mg	m 350 mg w 300 mg
Phosphor	m 700 mg w 700 mg	m 700 mg w 700 mg	m 700 mg w 700 mg

Besonders viel in	Mangel äußert sich in	Überdosierung
Leber, Muskelfleisch, Fisch, Eier, Milch, Käse, Sauerkraut	Störungen der Blutbildung (besonders der roten Blutkörperchen) – Folgen: Antriebsarmut, Schwäche, leichte Ermüdbarkeit, Schwindel	Sichere Obergrenze: 5000 Mikrogramm (5 Milligramm)
Sanddornbeeren, Paprikagemüse, Brokkoli, schwarze Johannisbeeren, Stachelbeeren, Fenchel, Zitrusfrüchte, Kartoffeln, Kohlsorten, Spinat, Tomaten	Schnelle Erschöpfung; Müdigkeit; erhöhtes Schlafbedürfnis; Blutungen in Haut, Schleimhäuten, Muskulatur und inneren Organen; Zahnausfall; Blutarmut	Sichere Obergrenze: 2 Gramm
Milch und sämtliche Milchprodukte, Brokkoli, Grünkohl, Fenchel, Lauch, manche Mineralwässer	Erhöhter Neigung zu Knochenbrüchen	Sichere Obergrenzen: 1,5 Gramm; mehr als 2 Gramm können zu Einlagerungen in den Nieren führen
Vollkornbrot, Milch und Milchprodukte, Geflügel, Fisch, Kartoffeln, Sojabohnen, Orangen, Bananen	Muskelschwäche und Neigung zu Muskelkrämpfen	Sichere Obergrenze: 350 Milligramm zusätzlich zur Nahrung; bei 3 bis 5 Gramm Durchfall
Milchprodukte (z.B. Cheddarkäse, Camembert, Gouda), Fische (z.B. Seelachs, Heilbutt, Sardinen), Leber	Bei normaler Ernährung nicht bekannt, nur bei künstlicher Ernährung mit zu wenig Phosphor allgemeine körperliche Schwäche	Sichere Obergrenze für Erwachsene: 3,5 Gramm; bei normaler Ernährung auch für Kinder keine Gefahr

	25 bis 50 Jahre	51 bis 64 Jahre	65 Jahre und älter
Eisen	m 10 mg w 15 mg	m 10 mg w 10 mg	m 10 mg w 10 mg
Jod	m 200 µg w 200 µg	m 180 µg w 180 µg	m 180 µg w 180 µg
Zink	m 10,0 mg w 7,0 mg	m 10,0 mg w 7,0 mg	m 10,0 mg w 7,0 mg
Vitamin E (Tocopherol-Äquivalent)	m 14 mg/Tag w 12 mg/Tag	m 13 mg w 12 mg	m 12 mg w 11 mg
Vitamin K Mikrogramm	m 70 w 60	m 80 w 65	m 80 w 65

Besonders viel in	Mangel äußert sich in	Überdosierung
Fleisch, Fisch, Geflügel	Blutarmut, Wachstumsstörungen (besonders in den ersten beiden Lebensjahren und während der Pubertät)	Sichere Obergrenze: 50 Milligramm; mehr bewirkt auf Dauer evt. Steigerung des Herzinfarktrisikos und Krebs
Seefisch, Jodsalz, mit jodiertem Salz hergestellte Wurstwaren	Bildung eines Kropfes (vergrößerte Schilddrüse); verringerte Intelligenz (Kretinismus)	Sicher bis 500, maximal 1000 Mikrogramm
Rindfleisch, Schweinefleisch, Geflügel, Eier, Milch, Käse, Vollkornbrot	Häufigen Erkältungen; schlechter Wundheilung; Appetitlosigkeit; schlechtem Geschmacksempfinden; Haarausfall; Durchfall	Sicher bis etwa 30 Milligramm. Akute Zinkvergiftung bei ca. 2 Gramm: Magen-Darm-Störungen und Fieber. Chronische Vergiftung bei mehr als 110 Milligramm
Pflanzliche Öle (Sonnenblumen-, Maiskeim-, Raps-, Weizenkeim-, Sojaöl), Margarine	Mangel über Jahre führt zu Nervenschäden sowie einer erhöhten Belastung mit Freien Radikalen, die auch Krebs auslösen können	Sichere Obergrenze: 800 Milligramm. Bei Überdosierungen Verdauungsprobleme und verlängerte Blutungszeit
Grüne blattförmige Pflanzen; Milch und Milchprodukte; Muskelfleisch, Eier	Neigung zu Blutungen (betrifft vor allem voll gestillte Babys, da die Muttermilch nur wenig Vitamin K enthält)	Sichere Obergrenze: Mindestens 2000 Mikrogramm (als sicher gilt das 500-fache des geschätzten Tagesbedarfs)

	25 bis 50 Jahre	51 bis 64 Jahre	65 Jahre und älter
Pantothensäure	m 6 mg w 6 mg	m 6 mg w 6 mg	m 6 mg w 6 mg
Biotin	m 30–60 µg w 30–60 µg	m 30–60 µg w 30–60 µg	m 30–60 µg w 30–60 µg
Selen	m 30–70 µg w 30–70 µg	m 30–70 µg w 30–70 µg	m 30–70 µg w 30–70 µg
Kupfer	m 1,0–1,5 mg w 1,0–1,5 mg	m 1,0–1,5 mg w 1,0–1,5 mg	m 1,0–1,5 mg w 1,0–1,5 mg
Mangan	m 2,0–5,0 mg w 2,0–5,0 mg	m 2,0–5,0 mg w 2,0–5,0 mg	m 2,0–5,0 mg w 2,0–5,0 mg

Besonders viel in	Mangel äußert sich in	Überdosierung
Leber, Muskelfleisch, Fisch, Milch, Vollkornerzeugnisse, Hülsenfrüchte (z.B. reife Erbsen)	Hemmung des Wachstums; Nervenschäden (nur im Tierversuch, da die Versorgung mit Pantothensäure auch über die normale Ernährung eigentlich kein Problem darstellt)	Sicher bis (über den Tag verteilt): 500 Milligramm
Rinderleber, Erdnüsse, Kartoffeln, Haferflocken, Hering	Hautkrankheiten (seborrhoische Dermatitis); Bindehautenzündung; Appetitlosigkeit; Schwäche; Übelkeit; Depressionen	Keine Überdosierungen bekannt
Fleisch, Fisch, Hühnereier, Linsen, Spargel	Herzbeschwerden (Keshan-Krankheit)	Sichere Obergrenze: 200 Mikrogramm (bei Erwachsenen 800 Mikrogramm)
Vollkornbrot. Leber, Fisch, Nüsse, Kakao, Schokolade, Kaffee, Tee	Störungen der Blutbildung (rote Blutkörperchen, weiße Blutkörperchen); Neigung zu Knochenbrüchen; im fortgeschrittenen Stadium Nervenstörungen	9 Milligramm (Vorsicht bei Kupferrohren, da bei einem pH-Wert unter 7,3 zu viel Kupfer im Trinkwasser sein könnte – Babynahrung in solchen Fällen besser mit Wasser aus Flaschen
Tee, Lauch, Kopfsalat, Spinat, Erdbeeren, Haferflocken	Beim Menschen keine bekannt (nur bei künstlicher Ernährung)	Kein Wert bekannt. Zu viel Mangan kann jedoch Nervenstörungen hervorrufen

	25 bis 50 Jahre	51 bis 64 Jahre	65 Jahre und älter
Chrom	m 30–100 µg w 30–100 µg	m 30–100 µg w 30–100 µg	m 30–100 µg w 30–100 µg
Molybdän	m 50–100 µg w 50–100 µg	m 50–100 µg w 50–100 µg	m 50–100 µg w 50–100 µg

So ermitteln Sie Ihren Kalorienbedarf

Berechnung Grundumsatz für Frauen

Alter		Gewicht (kg)			Größe (m)			Grund-umsatz (kcal)		PAL		Kalorien-bedarf
10–18	7,40	x		+ 482	x		+ 217	ergibt		x	ergibt	
19–30	13,30	x		+ 334	x		+ 35	ergibt		x	ergibt	
31–60	8,70	x		- 25	x		+ 865	ergibt		x	ergibt	
> 61	9,20	x		+ 637	x		- 302	ergibt		x	ergibt	

Quelle: Energy and protein requirements, WHO Technical Report Series 724

Besonders viel in	Mangel äußert sich in	Überdosierung
Fleisch, Leber, Ei, Haferflocken, Tomaten, Kopfsalat, Kakao, Pilze	Erhöhten Blutzucker- und Blutfettwerten; Gewichtsverlust; Nervenstörungen	Sichere Obergrenze: 200 Mikrogramm
Hülsenfrüchte (Erbsen, Linsen, Bohnen), Getreide (Vollkornbrot)	Störungen an Nerven und Gehirn (bisher nur bei künstlicher Ernährung beobachtet)	Sicher bis 300 Mikrogramm

PAL (Physical activity level)	PAL
Ausschließlich sitzende oder liegende Lebensweise	1,2
Ausschließlich sitzende Tätigkeit mit wenig oder keiner anstrengenden Freizeitaktivität	1,4–1,5
Sitzende Tätigkeit, zeitweilig zusätzlicher Energiebedarf für gehende oder stehende Tätigkeiten	1,6–1,7
Überwiegend gehende oder stehende Tätigkeiten	1,8–1,9
Körperlich anstrengende berufliche Arbeit	2,0–2,4
Zuschlag für sportliche Freizeitaktivitäten (4- bis 5-mal / Woche für je 30 bis 60 Minuten)	0,3

Quelle: Arbeitsgruppe Referenzwerte für die Nährstoffzufuhr, »Referenzwerte für die Nährstoffzufuhr,« 2000

Glossar

A

ACE-Hemmer Medikamente, die zur Therapie von Bluthochdruck und Herzmuskelschwäche eingesetzt werden.

Acetylsalicylsäure Medikament, das besser bekannt ist unter den Handelsnamen »Aspirin« oder »ASS«. Acetylsalicylsäure wirkt schmerzlindernd, fiebersenkend, antirheumatisch und reduziert die Neigung der Blutplättchen zum Verklumpen (Thrombozytenaggregations-Hemmung).

Adrenalin Hormon, das zusammen mit Noradrenalin im Nebennierenmark hergestellt wird. Adrenalin steigert die Herzfrequenz, das Herzminutenvolumen, den systolischen Blutdruck, erweitert die Atemwege und erhöht den Blutzuckerspiegel.

Adrenocorticotropes Hormon (ACTH) Hormon aus dem Vorderlappen der Hirnanhangdrüse. ACTH regt die Nebennierenrinde zur Ausschüttung von Glukokortikoiden an, unter anderem des bekannten Stresshormons Cortisol.

Akne (acne vulgaris) Entzündungen der Talgdrüsen und Haarfollikel der Haut. Akne tritt vor allem während hormoneller Umstellungsphasen wie der Pubertät auf.

Androgene Männliche Sexualhormone. Die wichtigsten sind DHEAS (Dehydroepiandrosteronsulfat) und Testosteron, die beim Mann in den Hoden und der Nebennierenrinde und auch bei Frauen in geringeren Mengen in den Eierstöcken und der Nebennierenrinde gebildet werden.

Angina pectoris (Brustenge) Plötzlich auftretende starke Schmerzen im Brustbereich – Ausstrahlungen in linken Arm, Hals, Unterkiefer und Oberbauch möglich. Ursache ist eine Mangelversorgung des Herzmuskels mit Blut, die durch Verengungen in den Blutgefäßen des Herzens hervorgerufen wird. Angina pectoris kann eine Vorstufe des Herzinfarktes sein.

Aorta Hauptschlagader und mit einem Durchmesser von ca. 3 Zentimetern größte Arterie des menschlichen Körpers. Die Aorta – von ihr zweigen alle anderen Blutgefäße des Körperkreislaufs ab – beginnt an der linken Herzkammer.

Arteriosklerose (Atherosklerose) Verhärtung und Verdickung der Schlagaderwände. Als Folge wird der innere Durchmesser der Adern geringer. Besonders folgenreich ist die Arteriosklerose in den Halsschlagadern (Gefahr des Schlaganfalls), den Herzkranzgefäßen (Gefahr des Herzinfarktes), der Aorta sowie den großen Arterien der Ober- sowie Unterschenkel (Schaufenster-Krankheit, zunehmend begrenzte Gehstrecke).

Atherosklerose Anderer Begriff für Arteriosklerose. Erklärung siehe dort.

Autogenes Training (AT) Von dem Göttinger Nervenarzt Johannes Heinrich Schultz (1884-1970) entwickelte Methode zur konzentrativen Selbstentspannung.

B

Ballaststoffe Sammelbegriff für alle pflanzlichen Bestandteile, die im menschlichen Darm nicht abgebaut werden können (z.B. Zellulose) und wieder ausgeschieden werden. Eine an Ballaststoffen reiche Nahrung schützt vor zahlreichen Erkrankungen. Empfohlen wird eine Mindestaufnahme von 30 Gramm am Tag.

Betarezeptorenblocker (Betablocker) Blockieren Rezeptoren – wie sie vor allem in Herz und Niere zu finden sind –, die auf Adrenalin und Noradrenalin an sprechen. Einsatz z.B. bei koronarer Herzkrankheit, Herzrhythmusstörungen, Bluthochdruck.

Bindegewebe Ein Grundtyp des Körpergewebes, der aus weitmaschigen Zellverbänden sowie dazwischen eingelagerten Zellen und elastischen Fasern besteht. Das Bindegewebe durchzieht den gesamten Körper. Je nach Ausprägung ist es eher weich und flexibel (Fettgewebe) oder hart und widerstandsfähig (Knorpel, Knochen).

Bisphosphonate Substanzen, die zur Hemmung des Knochenabbaus, insbesondere bei Knochentumoren und Osteoporose, eingesetzt werden.

C

Calciumantagonisten (Calciumkanalblocker) Substanzen, die den Einstrom von Calcium in die Zelle hemmen oder blockieren. Durch diese Eigenschaft hat diese große Substanzklasse ein weites Einsatzgebiet bei Herz-Kreislauf-Erkrankungen.

Cholesterinsynthese Körpereigene Herstellung von Cholesterin in der Leber und in geringerem Maße im Darm. Die tägliche Eigenproduktion von Cholesterin beträgt etwa 0,6 bis 0,9 Gramm.

Cortisol Wichtigstes Hormon aus der Gruppe der Glucocorticoide, die in der Nebennierenrinde aus Cholesterin hergestellt werden. Cortisol wird – wie andere Glucocorticoide auch – als Stresshormon bezeichnet, da es den Körper für Kampf oder Flucht bereit macht. Wichtigste Wirkungen: Bereitstellung von Glukose im Blut (als Energieträger), verbesserte Durchblutung der Skelettmuskulatur.

Crossover-Studie Studiendesign, bei dem Testpersonen zuerst entweder Präparat A oder B erhalten, und in einem gewissen zeitlichen Abstand dann die jeweils andere Prüfsubstanz.

D

Daidzein Mengenmäßig bedeutsames Phytoöstrogen aus der Gruppe der Isoflavone.

Demenzerkrankung Erworbene und meist fortschreitende Denk- und Gedächtnisleistungsschwäche wie die bekannte Alzheimer-Erkrankung.

Depotmedikament Arzneiformen, die den Wirkstoff über einen längeren Zeitraum gleichmäßig freisetzen, zum Beispiel Depotspritzen, Hormonpflaster und -ringe oder Implantate.

Diabetes Zuckerkrankheit. Man unterscheidet den Typ -I-Diabetes, der auf eine Zerstörung der Inselzellen der Bauchspeicheldrüse durch eine z.T. genetisch mitbedingte, manchmal nach

Viruskrankheiten auftretende Autoimmunreaktion zuürckzuführen ist, und den Typ-II-Diabetes, der meist in höherem Alter auftritt und dessen Auftreten durch Übergewicht begünstigt wird.

Diastolischer Blutdruck Der niedrigste Druck der durch die Schlagadern fließenden Pulswelle, der während der Entspannung des Herzmuskels herrscht. In der diastolischen Phase füllt sich das Herz erneut mit Blut, um es in der systolischen Phase in die Arterien zu pressen.

Diuretika Harntreibende Medikamente.

Dopaminrezeptor-Antagonisten Wirkstoffe, die Rezeptoren für den Nervenbotenstoff Dopamin blockieren. Sie finden Einsatz in so genannten Neuroleptika zur Behandlung von psychischen Störungen, aber auch gegen Störungen der Beweglichkeit des Magen-Darm-Trakts (Metoclopramid) oder zum Beispiel bei Migräne.

Doppelblind Studiendesign, bei dem weder der Patient noch der Untersucher wissen, wer ein Scheinmedikament und wer ein echtes Medikament (Verum) bekommt.

Dysmenorrhoe Schmerzhafte Menstruationsblutung.

E

Endometriose Zum Teil sehr schmerzhafte Erkrankung, bei der sich Gebärmutterschleimhaut- (Endometrium-) ähnliches Gewebe außerhalb der Gebärmutterhöhle befindet (z.B. im Bauchraum, im Eierstock, in der Gebärmutter-Muskelwand, seltener auch in Darm, Blase oder Harnleiter). Dort reagiert es ebenso wie normale Gebärmutterschleimhaut auf Hormonschwankungen und blutet zur Zeit der Menstruation.

Endometrium Gebärmutterschleimhaut.

Endometriumkarzinom Krebs (Karzinom) der Gebärmutterschleimhaut.

Endorphin Körpereigene Stoffe, die als endogene (körpereigene) Morphine (Rauschmittel) wirken. Sie wirken in größere Mengen euphorisierend, stillen Schmerzen und lähmen die Darmmuskulatur.

Endothel Verband flacher Zellen, die Hohlorgane und Körperhöhlen auskleiden, z.B. Arterien, Lymphgefäße, Herzhöhle etc.

Epilepsie Funktionsstörungen des Gehirns mit plötzlichen Entladungen von Nervenzellen. Diese führen zu anfallsweise auftretenden Muskelkrämpfen in Körperteilen oder dem gesamten Körper. Equine Östrogene: Aus dem Harn trächtiger Stuten gewonnene Mischung verschiedener Umbauprodukte von Östrogenen, die teils im Körper wieder in Estradiol und andere Östrogene umgewandelt werden.

F

Follikel Bläschenförmiges Gebilde. Hier für die Follikel der Eierstöcke, in denen die Eizellen heranreifen und aus denen diese beim Eisprung (Ovulation) freigesetzt werden.

Follikel-stimulierenden Hormons (FSH) In der Hirnanhangdrüse gebildetes Hormon, das Bildung von Östrogenen und Reifung der Follikel anregt.

G

Gallensäuren Substanzen, die in der Leber gebildet werden und im Darm Fette emulgieren, sodass diese von Enzymen gespalten werden können.

Gelbkörper (Corpus luteum) Bildet sich nach dem Eisprung aus dem ovulierten Follikel. Während der zweiten Hälfte des Zyklus wird hier in beträchtlichen Mengen das Hormon Progesteron gebildet, das die Einnistung der befruchteten Eizelle in der Gebärmutter durch Umwandlung der Gebärmutterschleimhaut vorbereitet. Im Falle einer Schwangerschaft produziert der Gelbkörper für ca. drei Monate Progesteron, bevor die Produktion von der Plazenta (dem Mutterkuchen) übernommen wird.

Genistein Mengenmäßig bedeutsames Phytoöstrogen aus der Gruppe der Isoflavone.

Gestagene Gruppe von teils synthetischen, teils natürlichen weiblichen Sexualhormonen, die ähnliche chemische Strukturen und teilweise ähnliche Wirkungen im Körper wie körpereigenes Progesteron (siehe dort) haben.

Glaukom (grüner Star) Augenerkrankungen, deren gemeinsames Merkmal eine zeitweise oder dauerhafte Erhöhung des Augeninnendrucks ist.

Gonadotropin-Releasing-Hormon (GnRH) Im Hypothalamus des Zwischenhirns gebildetes Hormon, das die Freisetzung weiterer Hormone (LH, FSH) aus der Hirnanhangdrüse (Hypophyse) steuert.

Granulosazellen Östrogenproduzierende Zellen, welche die Eizelle im Follikel und auch nach dem Eisprung umgeben und ernähren.

H

HDL-Cholesterin Lipoprotein hoher Dichte (high density lipoprotein), das überschüssiges Cholesterin zurück zur Leber transportieren kann.

Homozystein Zwischenprodukt im Eiweißstoffwechsel, das als eigenständiger Risikofaktor für Herzinfarkt gilt .

Hormonabhängige Tumoren Krebsformen, deren Wachstum durch Hormone beeinflusst werden kann.

Hormone Körpereigene Botenstoffe, die bereits in sehr geringen Mengen das Wachstum, den Stoffwechsel und die Fortpflanzung von Lebewesen regulieren. Abgesehen von den so genannten Gewebshormonen (z.B. Histamin) werden Hormone von speziellen Zellen in so genannten endokrinen Drüsen produziert und haben oft bestimmte Zielgewebe, deren Zellen spezielle Rezeptoren für bestimmte Hormone bilden können.

Hydroxyapatit Komplexe anorganische Verbindung aus Kalzium und Phosphat, welche Knochen und Zähnen ihre Härte verleiht.

Hypercholesterinämie Erhöhter Cholesterinspiegel im Blut.

Hypermenorrhoe Verstärkte Regelblutung.

Hypertonie Bluthochdruck.

Hypophyse Die Hirnanhangdrüse, in einer Grube der Schädelbasis hinter der Nasenwurzel gelegen, nimmt über die Ausschüttung von Hormonen eine zentrale Stellung in der Steuerung zahlreicher Organfunktionen ein.

Hypothalamus Unterster Teil des Zwischenhirns, der als Bindeglied zwischen Nerven- und Hormonsystem arbeitet und zahlreiche körperliche wie emotionale Vorgänge steuert.

I

Inhibine Kürzlich entdeckte Hormone der Eierstöcke, die die Freisetzung von Follikelstimulierendem Hormon aus der Hypophyse hemmend (inhibierend) beeinflussen.

Insulin Hormon aus den Langerhans-Zellen der Bauchspeicheldrüse, das den Blutzuckerspiegel senkt.

Interventionsstudie Studie, die beobachtet, wie sich bestimmte therapeutische Maßnahmen (Interventionen) auswirken, im Gegensatz zu beispielsweise reinen Beobachtungsstudien.

Ionisierende Strahlung Strahlung (z.B. Röntgen), die beim Durchgang durch Materie aus neutralen Atomen geladene Atome (Ione) macht.

Isoflavone Sekundäre Pflanzenstoffe, die zur großen Gruppe der Flavonoide zählen. Die beiden Isoflavone Daidzein und Genistein verfügen über phytoöstrogene Eigenschaften.

K

Kohortenstudie Studie an einer Gruppe von Menschen, die mindestens ein wesentliches Merkmal gemeinsam haben, z.B. Krankenschwestern in der so genannten Nurses Health Study.

Kollagen Stützende Eiweißsubstanz, die in Form von Fasern Teil des Bindegewebes ist und in großen Mengen im Knochen vorkommt. Kollagen macht bis 25 Prozent des gesamten Körpereiweißes des Menschen aus.

Kontrahieren Zusammenziehen (z.B. Muskelkontraktion).

Kontraindikation Bedingungen, unter denen ein Medikament nicht verabreicht werden darf (Gegenanzeigen).

L

LDL-Cholesterin Lipoprotein niedriger Dichte (low density lipoprotein), das Cholesterin zu den Zellen hin befördert.

Libido Geschlechtstrieb; sexuelles Verlangen.

Lignane Sekundäre Pflanzenstoffe, die in Pflanzen die Ausgangssubstanz für den Zellwandbestandteil Lignin bilden.

Low-dose-Therapie Behandlung mit besonders niedrigen Dosen eines Medikaments.

Lubrikation Feuchtigkeit der Schleimhäute der Vagina, die unter anderem der Gleitfähigkeit dient. Entsteht bei sexueller Erregung verstärkt durch Austreten von Flüssigkeit aus Drüsen am Scheideneingang.

Luteinisierendes Hormon (LH) Im Vorderlappen der Hypophyse (Hirnanhangdrüse) gebildetes Hormon, das mittels eines ausgefeilten Bio-Rhythmus die Hormonproduktion in Eierstöcken und Hoden steuert. LH steuert den Eisprung und fördert die Bildung von Progesteron durch die Luteinzellen im Gelbkörper..

Lymphsystem Den gesamten Körper durchziehendes System von sehr dünnen, zarten Gefäßen, in denen z.B. Fette, für die Entsorgung bestimmte Zelltrümmer und Bakterien, aber auch Nährstoffe transportiert werden.

M

Makrophagen Große Fresszellen, die zum Immunsystem gehören und z. B. Fremdkörper oder Bakterien aufnehmen und auflösen können.

Mammakarzinom Krebs der Brustdrüsen (Mammae).

Mastalgie (syn. Mastodynie) Schmerzhaftigkeit der Brust.

Menarche Erste Regelblutung.

Menopause Letzte Regelblutung

Menorrhagie Verlängerte Menstruationsblutung.

Mestranol Synthetisches Östrogen.

Metaanalyse Auswertung mehrerer Studien zum selben Thema oder Themenkomplex.

Metastasen Krebs-Tochtergeschwülste.

Mutation Veränderung des Erbguts an der Erbsubstanz Desoxyribonukleinsäure (DNS).

N

Neurotransmitter Nervenbotenstoff.

Noradrenalin Hormon des Nebennierenmarks, das wie Adrenalin Herzfrequenz und Herzdurchblutung erhöht.

O

Osteoblasten Knochenzellen, die Knochensubstanz aufbauen.

Osteoklasten: Knochenzellen, die Knochensubstanz abbauen.

Osteopenie Erniedrigte Knochendichte, die noch keinen Krankheitswert hat.

Osteoporose Stark verringerte Knochendichte mit Krankheitswert und zunehmender Gefahr von Brüchen. Eine Osteoporose ist behandlungsbedürftig.

Ovarialkarzinom Eierstockkrebs.

Ovulation Eisprung.

P

Pearl-Index Maßangabe für die Sicherheit einer Verhütungsmethode. Der Pearl-Index entspricht der Anzahl von 100 Frauen, die mit der jeweiligen Methode verhüten und in einem Jahr der Anwendung schwanger werden.

Perimenopause Nach WHO-Definition die Zeitspanne, in der sich die Veränderungen des Zyklus und die hormonellen Umstellungen der Wechseljahre – mit ihren Begleitumständen – ereignen sowie das Jahr nach der letzten Regel.

Phytoöstrogene Pflanzliche Stoffe, die im menschlichen Körper östrogene oder antiöstrogene Wirkungen zeigen können.

Placebo Scheinmedikament.

Placebokontrolliert Studiendesign, in dem ein Teil der Testpersonen ein echtes Präparat (Verum) und ein Teil ein Placebo erhält.

Postmenopause Gesamte Zeit nach der Menopause.

Prämenopause Üblicherweise die Zeit der Geschlechtsreife. Genauer: Zeitspanne, bevor die hormonellen Veränderungen der Perimenopause beginnen. Wurde früher von Autoren im Sinn von Perimenopause verwendet.

Prämenstruelles Syndrom (PMS) Symptome wie Reizbarkeit, Niedergeschlagenheit, Spannungsgefühle in den Brüsten u. a., die wenige Tage vor der Regelblutung auftreten.

Primärprävention Maßnahmen, um das Auftreten einer Erkrankung (z. B. Herzinfarkt) von vornherein zu verhindern. Im Gegensatz zur Sekundärprävention, die ein erneutes Auftreten einer Erkrankung (z.B. erneuter Infarkt) verhindern soll.

Progesteron Zur Gruppe der Gestagene gehörendes weibliches Sexualhormon, das auch als »Gelbkörper-Hormon« bezeichnet wird. Progesteron wird von Luteinzellen im Gelbkörper (siehe dort) produziert, der durch die starke Cholesterineinlagerung (als Vorstufe für Progesteron) seine gelbe Farbe hat. Es bereitet die Gebärmutterschleimhaut auf das Einnisten einer befruchteten Eizelle vor.

Progressive Muskelrelaxation Von dem amerikanischen Neurologen Jacobson entwickelte, einfach und schnell zu erlernende Entspannungsmethode.

Prolaktinom Gutartiger Tumor der Hirnanhangdrüse (Hypophyse), der zu einer Überproduktion des Milchbildungs-Hormons Prolaktin führt, und Unfruchtbarkeit durch Zyklusstörungen bewirken kann. Prolaktinome sind meist gut allein durch Medikamente behandelbar.

S

Sauerstoffradikale Hoch reaktive Sauerstoffverbindungen, die im Körper während ganz normaler Stoffwechselvorgänge ständig entstehen. Sauerstoffradikale können Fettstoffe oxidieren (»ranzig« werden lassen), Zellwände und sogar Zellkerne schädigen. Sauerstoffradikale fallen vermehrt an bei z.B. Rauchen, UV-Strahlung (Sonnenbaden) und Stress.

Sekundäre Pflanzenstoffe Große Zahl von Substanzen in Pflanzen, die nicht zum primären Stoffwechsel der Pflanze gehören. Einigen sekundären Pflanzenstoffen werden im menschlichen Körper krankheitsvorbeugende Wirkungen zugeschrieben.

Selektive Estrogen Rezeptor-Modulatoren (SERMs) Synthetische so genannte »Designerhormone«, Substanzen mit Wirkung auf Östrogenrezeptoren, die in verschiedenen Geweben teils östrogenartig, teils anti-östrogen wirken. Das SERM Raloxifen beispielsweise lässt sich gegen Osteoporose einsetzen, da es Knochenabbau hemmt, aber kaum wachstumsfördernde Wirkungen auf Gebärmutterschleimhaut und Brustdrüsengewebe aufweist.

Sexualhormon-Bindungs-Globulin (SHGB; sex hormone binding globulin) Eiweiße im Blut, die sehr spezifisch bestimmte Sexualhormone, vor allem Androgene binden können.

Synapse Übertragungsstelle zwischen zwei Nervenzellen bzw. zwischen Nervenzelle und Muskelzelle.

Systolischer Blutdruck Der höchste Druck der Pulswelle, mit der das Blut durch die Schlagadern fließt, der beim Zusammenziehen (Kontrahieren) des Herzens und somit dem Auswerfen des Blutes aus dem Herzen entsteht.

T

Testosteron Wichtigstes Sexualhormon des Mannes, das in den Hoden sowie in kleineren Mengen auch in der Nebennierenrinde und den Eierstöcken gebildet wird.

Thrombose Lokale Verstopfung der Blutgefäße, meist der Venen, durch Blutgerinnsel und Thrombozyten (siehe unten). Häufig im Unterschenkel, wo es zu Schmerzen und u. U. zum Anschwellen kommt. Wegen der Gefahr einer Embolie (Verschleppung von Gerinnseln in die Lunge mit lebensgefährlichen Folgen) sollte eine Thrombose vom Arzt untersucht und behandelt werden. Bei Auftreten einer Thrombose sollte eine Therapie mit Östrogenen abgesetzt werden.

Thrombozyten Blutplättchen. Bestandteil des Blutes, der durch seine Fähigkeit zum Verklumpen für das Stillen von Blutungen wichtig ist.

Thrombozytenaggregation Verklumpen der Thrombozyten (Blutplättchen).

Tocopherol Vitamin E.

Triglyzeride Großes Fettmolekül bestehend aus drei (Tri-) Fettsäuren. Hauptsächlicher Fettstoff in tierischen Lebensmitteln und wichtiges Speicherfett.

V

Vasodilatation Erweiterung der Blutgefäße.

Vasokonstriktion Zusammenziehen der Blutgefäße.

Vasomotorische Symptome. Körperliche Empfindungen wie Hitzewallungen und Schweißausbrüche, die oft mit Gefäßerweiterungen einhergehen und auch Herzklopfen, Herzrasen, sowie anschließendes Frieren umfassen. Als mögliche Ursache werden Schwankungen der Östrogenspiegel im Temperaturzentrum des Gehirns vermutet.

Verum Echtes Medikament im Gegensatz zu einem Placebo (siehe dort).

Z

Zervix Gebärmutterhals.

Zervixkarzinom Krebs des Gebärmutterhalses.

Zyste Von einer Kapsel umgebener Hohlraum im Körper, der mit Flüssigkeit, Blut oder Schleim gefüllt ist.

Hilfreiche Webadressen

Nordamerikanische Menopause Gesellschaft (NAMS): http://www.menopause.org/
Hormone Foundation: http://www.hormone.org
Women's Health Foundation: http://www.nationalwomenshealth.org

Bibliographie

Aboderin, I., Kalache, A., Ben-Shlomo, Y., Lynch, J.W., Yajnik, C.S., Kuh, D., Yach, D., »Life Course Perspectives on Coronary Heart Disease, Stroke and Diabetes: Key Issues and Implications for Policy and Research,« 2002.

Ames, Bruce N. and Wakimoto, Patricia, »Are vitamin and mineral deficiencies a major cancer risk?,« Nature Reviews. Cancer, 2002, 694–704.

Arab, L. and Steck, S., »Lycopene and cardiovascular disease,« American Journal of Clinical Nutrition, 2000, 1691S –5S; discussion 1696S–7S.

Arbeitsgruppe Referenzwerte für die Nährstoffzufuhr, Referenzwerte für die Nährstoffzufuhr, Frankfurt am Main: Umschau/Braus, 2000.

Ashfield-Watt, Pauline A. L., Pullin, Catherine H., Whiting, Jane M., Clark, Zoe E., Moat, Stuart J., Newcombe, Robert G., Burr, Michael L., Lewis, Malcolm J., Powers, Hilary J. and McDowell, Ian F. W., »Methylenetetrahydrofolate reductase 677C–T genotype modulates homocysteine responses to a folate-rich diet or a low-dose folic acid supplement: a randomized controlled trial,« American Journal of Clinical Nutrition, 2002, 180–6.

Bässler, Karl-Heinz, Vitamin-Lexikon für Ärzte, Apotheker und Ernährungswissenschaftler: 81 Tabellen, Jena: Urban und Fischer, 2002.

Bazzano, Lydia A., He, Jiang, Ogden, Lorraine G., Loria, Catherine M., Vupputuri, Suma, Myers, Leann and Whelton, Paul K., »Fruit and vegetable intake and risk of cardiovascular disease in US adults: the first National Health and Nutrition Examination Survey Epidemiologic Follow-up Study,« American Journal of Clinical Nutrition, 2002, 93–9.

Biesalski, H. K., de Mesquita, B. B., Chesson, A., Chytil, F., Grinble, R., Hermus, R. I., Kohrle, J., Lotan, R., Norpoth, K., Pastorino, U. and Thurnham, D., »Consensus statement on lung cancer. Lung Cancer Panel,« European Journal of Cancer Prevention, 1997, 316–22.

Biesalski, Hans-Konrad and Adam, Olaf, Ernährungsmedizin: nach dem Curriculum Ernährungsmedizin der Bundesärztekammer, New York: Thieme, 1999.

Blair, S. N., Kohl, H. W. 3rd, Paffenbarger, R. S. Jr, Clark, D. G., Cooper, K. H. and Gibbons, L. W., »Physical fitness and all-cause mortality. A prospective study of healthy men and women,« JAMA, 1989, 2395–401.

Braendle, Wilhelm, Das Klimakterium: Endokrinologie, Pharmakologie der Hormone und Hormonsubstitution, Stuttgart: Wiss. Verl.-Ges., 2000.

Braendle W; Bastert G; Berger J; Chang-Claude J; Flesch-Janys D; Hentschel St, »Vorstellung der ersten deutschen epidemiologischen Studie zu HRT und Mammakarzinom,« Journal für Menopause, 2002, 28–36.

Britten, MB, Zeiher, AM and Schächinger, V, »Endothelfunktion und körperliche Aktivität,« DEUTSCHE ZEITSCHRIFT FÜR SPORTMEDIZIN, 2000, 118–122.

Brouwer, I. A., van Dusseldorp, M., Duran, M. and Steegers-Theunissen, R. P., »Low-Dose folic acid supplementation decreases plasma homocysteine concentrations: a randomised trial,« Indian Heart Journal, 2000, S. 53–58.

Bunt, J. C., Bahr, J. M. and Bemben, D. A., »Comparison of estradiol and testosterone levels during and immediately following prolonged exercise in moderately active and trained males and females,« Endocrine Research, 1987, 157–72.

Burger, Henry G., Dudley, Emma C., Robertson, David M. and Dennerstein, Lorraine, »Hormonal changes in the menopause transition,« Recent Progress in Hormone Research, 2002, 257–75.

Burghardt, M., »Exercise at menopause: a critical difference,« Medscape Womens Health, 1999, 1.

Chang-Claude, J., Eby, N., Kiechle, M., Bastert, G. and Becher, H., »Breastfeeding and breast cancer risk by age 50 among women in Germany,« Cancer Causes and Control, 2000, 687–95.

Cholerton, Brenna, Gleason, Carey E., Baker, Laura D. and Asthana, Sanjay, »Estrogen and Alzheimer's disease: the story so far,« Drugs and Aging, 2002, 405–27.

Clarkson, Thomas B., »The new conundrum: do estrogens have any cardiovascular benefits?,« International Journal of Fertility and Women's Medicine, 2002, 61–8.

Cowan, M. M. and Gregory, L. W., »Responses of pre- and post-menopausal females to aerobic conditioning,« Medicine and Science in Sports and Exercise, 1985, 138–43.

Craig, W. J., »Health-promoting properties of common herbs,« American Journal of Clinical Nutrition, 1999, 491S–499S.

Deutsche Gesellschaft für Ernährung/ Bundesministerium für Gesundheit/ Bundesminister für Ernährung, Landwirtschaft und Forsten, Ernährungsbericht 2000, Frankfurt a. M.: DGE, 2000.

Dubey, R. K. and Jackson, E. K., »Cardiovascular protective effects of 17beta-estradiol metabolites,« Journal of Applied Physiology, 2001, 1868–83.

Duvernoy, C. S., Meyer, C., Seifert-Klauss, V., Dayanikli, F., Matsunari, I., Rattenhuber, J., Hoss, C., Graeff, H. and Schwaiger, M., »Gender differences in myocardial blood flow dynamics: lipid profile and hemodynamic effects,« Journal of the American College of Cardiology, 1999, 463–70.

Duvernoy, C. S., Rattenhuber, J., Seifert-Klauss, V., Bengel, F., Meyer, C. and Schwaiger, M., »Myocardial blood flow and flow reserve in response to short-term cyclical hormone replacement therapy in postmenopausal women,« Journal of Gender-Specific Medicine, 2001, 21–7, 47.

Ewies, Ayman A. A., »Phytoestrogens in the management of the menopause: up-to-date,« Obstetrical and Gynecological Survey, 2002, 306–13.

Fahrner, C. L. and Hackney, A. C., »Effects of endurance exercise on free testosterone concentration and the binding affinity of sex hormone binding globulin (SHBG),« International Journal of Sports Medicine, 1998, 12–5.

Finkelstein, Joel S., Lee, Mei-Ling T., Sowers, MaryFran, Ettinger, Bruce, Neer, Robert M., Kelsey, Jennifer L., Cauley, Jane A., Huang, Mei-Hua and Greendale, Gail A., »Ethnic variation in bone density in premenopausal and early perimenopausal women: effects of anthropometric and lifestyle factors,« Journal of Clinical Endocrinology and Metabolism, 2002, 3057–67.

Fitzpatrick, Lorraine A. and Santen, Richard J., »Hot Flashes: The Old and the New, What is really true?,« Mayo Clinic Proceedings, 2002, 1155–1158.

Foster-Powell, Kaye, Holt, Susanna H. A. and Brand-Miller, Janette C., »International table of glycemic index and glycemic load values: 2002,« American Journal of Clinical Nutrition, 2002, 5–56.

Fujiwara, N. K., Marti, B. and Gutzwiller, F., »Hip fracture mortality and morbidity in Switzerland and Japan: a cross-cultural comparison,« Sozial- und Praventivmedizin, 1993, 8–14.

Garcia-Segura, L. M., Azcoitia, I. and DonCarlos, L. L., »Neuroprotection by estradiol,« Progress in Neurobiology, 2001, 29–60.

Gohlke-Bärwolf, C, Regitz-Zagrosek, V and Mueck, AO, Strasser, RH, »Stellenwert der Hormonersatztherapie zur Prävention der Koronaren Herzerkrankung bei Frauen,« Zeitschrift für Kardiologie, 2002, 430–435.

Grove, K. A. and Londeree, B. R., »Bone density in postmenopausal women: high impact vs low impact exercise,« Medicine and Science in Sports and Exercise, 1992, 1190–4.

Gruber, DM, »Die Hormonersatztherapie aus metabolischer Sicht,« Journal für Menopause, 1998, 21–24.

Hauser, GA, Potthoff, P, Rosemeier, PJ and Schneider, HPG, »Die Selbstbeurteilungs-Skala für klimakterische Beschwerden (Menopause Rating Scale II),« Journal für Menopause, 1999, 13–17.

Hays, J., Ockene, J. K., Brunner, R. L., Kotchen, J. M., Manson, J. E., Patterson, R. E., Aragaki, A. K., Shumaker, S. A., Brzyski, R. G., LaCroix, A. Z., Granek, I. A. and Valanis, B. G., »Effects of Estrogen plus Progestin on Health-Related Quality of Life,« New England Journal of Medicine, 2003.

Herrington, D. M., »The HERS trial results: paradigms lost? Heart and Estrogen/progestin Replacement Study,« Annals of Internal Medicine, 1999, 463–6.

Hirata, J. D., Swiersz, L. M., Zell, B., Small, R. and Ettinger, B., »Does dong quai have estrogenic effects in postmenopausal women? A double-blind, placebo-controlled trial,« Fertility and Sterility, 1997, 981–6.

Hirose, K., Tajima, K., Hamajima, N., Takezaki, T., Inoue, M., Kuroishi, T., Kuzuya, K., Nakamura, S. and Tokudome, S., »Subsite (cervix/endometrium)-specific risk and protective factors in uterus cancer,« Japanese Journal of Cancer Research, 1996, 1001–9.

Holick, Michael F., »Sunlight and vitamin D: both good for cardiovascular health,« Journal of General Internal Medicine, 2002, 733–5.

Huber, JC, Birkhäuser, M, Druckmann, R, Metka, M, Rohr, UD, Schindler, AE and Winkler, T, »Europäische Gynäkologen analysieren WHI-Hormonstudie amerikanischer Kardiologen,« Journal für Menopause, 2002, 7–13.

Ivarsson, T., Spetz, A. C. and Hammar, M., »Physical exercise and vasomotor symptoms in postmenopausal women,« Maturitas, 1998, 139–46.

Kelley, G. A., Kelley, K. S. and Tran, Z. V., »Resistance training and bone mineral density in women: a meta-analysis of controlled trials,« American Journal of Physical Medicine and Rehabilitation, 2001, 65–77.

Kiefer, I. and Rieder, A., »Homocystein und Hyperhomocysteinämie,« Journal für Kardiologie, 2001, 58–63.

Kiefer, I., Haberzettl, Ch., Panuschka, Ch. and Rieder, A., »Phytosterine und ihre Bedeutung in der Prävention,« Journal für Kardiologie, 2002, 96–101.

Kleine-Gunk, B., Ebert, Th., Mallmann, P., Miller, K., Altwein, J. E. and Huber, J., »Die diätetische Prävention hormonabhängiger Malignome – das NCP-Programm,« J. Menopause, 2001, 19–23.

Kronenberg, Fredi and Fugh-Berman, Adriane, »Complementary and alternative medicine for menopausal symptoms: a review,« Annals of Internal Medicine, 2002, 805–13.

Kunsch, Konrad and Kunsch, Steffen, Der Mensch in Zahlen: eine Datensammlung in Tabellen mit über 20000 Einzelwerten, Berlin: Spektrum, Akad. Verl., 2000.

La Vecchia, C., »Diet and human cancer: a review,« European Journal of Cancer Prevention, 2001, 177–81.

Lauritzen, C, »«Evidence based medicine« am Beispiel der präventiven Langzeitsubstitution mit Estrogenen-Gestagenen in der Postmenopause – Teil 1–4, Journal für Menopause. 2002, S. 5–30.

Lippert, T. H., Seeger, H. and Mueck, A. O., »The impact of endogenous estradiol metabolites on carcinogenesis,« Steroids, 2000, 357–69.

Liu, S., Stampfer, M. J., Hu, F. B., Giovannucci, E., Rimm, E., Manson, J. E., Hennekens, C. H. and Willett, W. C., »Whole-grain consumption and risk of coronary heart disease: results from the Nurses' Health Study,« American Journal of Clinical Nutrition, 1999, 412–9.

Liu, S., Manson, J. E., Stampfer, M. J., Rexrode, K. M., Hu, F. B., Rimm, E. B. and Willett, W. C., »Whole grain consumption and risk of ischemic stroke in women: A prospective study,« JAMA, 2000, 1534–40.

Löffler, H, Anderer, P, Brandstätter, N, Dantendorfer, K, Frey, R, Gruber, DM, Huber, J, Katschnig, H, Linzmayer, L, Mandl, M, Metka, M, Saletu, B and Saletu-Zyhlrz G, »Lebensqualität bei Schlafstörungen im Rahmen eines postmenopausalen Syndroms,« Journal für Menopause, 1998, 20–28.

Mackey, A. D. and Picciano, M. F., »Maternal folate status during extended lactation and the effect of supplemental folic acid,« American Journal of Clinical Nutrition, 1999, 285–92.

Manson, JoAnn E., Greenland, Philip, LaCroix, Andrea Z., Stefanick, Marcia L., Mouton, Charles P., Oberman, Albert, Perri, Michael G., Sheps, David S., Pettinger, Mary B. and Siscovick, David S., »Walking compared with vigorous exercise for the prevention of cardiovascular events in women,« New England Journal of Medicine, 2002, 716–25.

Martinez, M.E., Giovannucci, E., Spiegelman, D., Hunter, D.J., Willett, W.C. and

Colditz, G.A., »Leisure-time physical activity, body size, and colon cancer in women,« Journal of the National Cancer Institute, 1997, 948–955.

Mensink, GertMensink, Gert, Burger, Martina, Beitz, Roma, Henschel, Yvonne, Hintzpeter, Birte, Lange, Cornelia [Red.] and Ziese, Thomas [Red.], Beiträge zur Gesundheitsberichterstattung des Bundes – Was essen wir heute?: Ernährungsverhalten in Deutschland, Berlin: Robert Koch-Institut, 2002.

Miller, L. G., Hume, A., Harris, I. M., Jackson, E. A., Kanmaz, T. J., Cauffield, J. S., Chin, T. W. and Knell, M., »White paper on herbal products. American College of Clinical Pharmacy,« Pharmacotherapy, 2000, 877–91.

Morimoto, A., Uzu, T., Fujii, T., Nishimura, M., Kuroda, S., Nakamura, S., Inenaga, T. and Kimura, G., »Sodium sensitivity and cardiovascular events in patients with essential hypertension,« Lancet, 1997, 1734–7.

Mueck, AO, »Hormonsubstitution zur Prävention des Herzinfarktes?,« Journal für Menopause, 2002, 7–18.

Nawroth, Peter Paul, Klinische Endokrinologie und Stoffwechsel: mit 242 Tabellen, Tokio: Springer, 2001.

Nelson, Heidi D., Humphrey, Linda L., Nygren, Peggy, Teutsch, Steven M. and Allan, Janet D., »Postmenopausal hormone replacement therapy: scientific review,« JAMA, 2002, 872–81.

Pinel, John P. J., Biopsychologie: [eine Einführung], Berlin: Spektrum, Akad. Verl., 1997.

Prior, J. C., »Perimenopause: the complex endocrinology of the menopausal transition,« Endocrine Reviews, 1998, 397–428.

Pschyrembel, Willibald, Therapeutisches Wörterbuch, Berlin: de Gruyter, 1999.

Rosemeier, HP and Nave, Y, »Zur Qualität von Partnerschaft und Sexualität im Klimakterium,« Journal für Menopause, 1998, 7–12.

Rosenbrock, Hilkea, Seifert-Klauss, Vanadin, Kaspar, Susanne, Busch, Raymonde and Luppa, Peter B., »Changes of biochemical bone markers during the menopausal transition,« Clinical Chemistry and Laboratory Medicine, 2002, 143–51.

Rossouw, Jacques E., Anderson, Garnet L., Prentice, Ross L., LaCroix, Andrea Z., Kooperberg, Charles, Stefanick, Marcia L., Jackson, Rebecca D., Beresford, Shirley A. A., Howard, Barbara V., Johnson, Karen C., Kotchen, Jane Morley and Ockene, Judith, »Risks and benefits of estrogen plus progestin in healthy postmenopausal women: principal results From the Women's Health Initiative randomized controlled trial,« JAMA, 2002, 321–33.

Russell, Lori, Hicks, G. Swink, Low, Annette K., Shepherd, Jinna M. and Brown, C. Andrew, »Phytoestrogens: a viable option?,« American Journal of the Medical Sciences, 2002, 185–8.

Santoro, Nanette, »The menopause transition: an update,« Human Reproduction Update, 2002, 155–60.

Scherz, Heimo and Souci, Siegfried Walter [Begr.], Food composition and nutrition tables = Die Zusammensetzung der Lebensmittel, Nährwert-Tabellen, Washington, DC.: CRC Press, 2000.

Scholl, T. O. and Johnson, W. G., »Folic